문숙의 자연 치유

문숙의 자연 치유

2015년 9월 25일 개정판 1쇄 발행. 2022년 9월 15일 개정판 6쇄 발행. 문숙이 쓰고, 도서출판 샨티에서 박정은이 펴냅니다. 편집은 이홍용이 하고, 전혜진이 본문 및 표지 디자인을 하였습니다. 인쇄 및 제본은 상지사에서 하였습니다. 출판사 등록일 및 등록번호는 2003. 2. 11. 제2017-000092호이고, 주소는 서울시 은평구 은평로 3길 34-2, 전화는 (02) 3143-6360, 팩스는 (02) 6455-6367, 이메일은 shantibooks@naver.com입니다. 이 책의 ISBN은 978-89-91075-99-3 13590이고, 정가는 16,000원입니다.

글 ⓒ 문숙, 2015
사진 ⓒ Josh Bergeron, 2015

이 책은 2010년(이미지박스刊) 출간된 같은 제목의 책을 개정·증보해서 펴낸 것입니다.

이 도서의 국립중앙도서관 출판시도서목록(CIP)는 e-CIP홈페이지(http://www.nl.go.kr/ecip)와 국가자료공동목록시스템(http://www.nl.go.kr/kolisnet)에서 이용하실 수 있습니다.(CIP제어번호: CIP2015024678)

문숙의 자연 치유

치유를 위한 비움과 알아차림
명상, 요가, 그리고 자연식

문숙 지음

【산티】

개정판을 내며
지금 시작할 일은 '나'를 만나는 것

내가 이곳 서울에 머물기 시작한 지도 벌써 1년이 지났다. 40여 년 동안 떨어져 있던 이 땅으로 다시 돌아와 외국인 입장으로 살고 있다는 게 신기하다. 변해버린 식성이나 생활 태도 때문에 다시 적응하는 게 쉽지 않았지만, 그럼에도 하루하루가 다르게 나의 몸이 예전을 기억해 내고 거기에 맞추어나가고 있는 것이 느껴진다. 생소하게 변해버린 이곳 환경도 처음에는 삭막하게 느껴지기만 하더니, 이제는 은은한 조팝나무 꽃내음에 마음이 훈훈해지고 소박한 찔레꽃 모습도 다감하게 다가온다.

하와이 현지에서 손으로 써서 출간했던 《문숙의 자연 치유》가 호응에도 불구하고 더 이상 독자들에게 닿을 수 없는 상황이 발생했었다. 한국 현지 사정에 어두웠던 터라 손을 쓸 수 없어 마음이 편치 않았는데 마침내 재정리하여 발간할 수 있게 되었다. 이를 계기로 내가 한국에 머물며 쓴 몇 편의 글을 첨가했고, 이전에 썼던 글도 더 세심하게 정리할 수 있었다.

또한 길게 머물면서 그 사이 변한 한국을 다시 이해하고 나니 이곳 실정에 맞지 않는 실수가 눈에 띄기도 했고, 다른 관점으로 하고 싶은 이야기도 생겼다. 삶이란 무엇인지, 그리고 자유란 진정 무엇을 의미하는지 등에 관해 좀

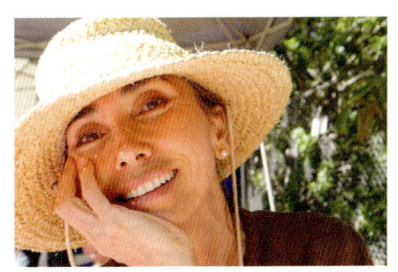

더 가까이 다가가고자 했다. 여기에 쓴 이야기는 분명 혼자 떠돌며 찾아다닌 나만의 체험이다. 하지만 사실 이는 마음 깊은 곳 어딘가에 있는 우리 모두의 이야기가 아닌가 한다.

유년기 시절, 나는 호롱불을 켜고 우물물을 길어먹으며 살았다. 그동안 세상은 숨 쉴 수 없을 만큼 빠르게 변화했다. 이제는 최첨단 기술의 시대를 살아가는 세대가 되어 있지만, 이런 일이 내 한 생애에 모두 일어났다는 게 믿어지지 않는다. 그러나 이런 변화의 시대에도 변하지 않는 한 가지는 세대를 막론하고 모든 사람이 평화롭고 행복하기를 바란다는 것이다. 게다가 우리 모두는 궁극적인 자유를 원한다.

명상과 요가 그리고 음식은 마음과 몸을 알아차리는 가장 기본적인 삶의 요소들이다. 몸과 마음을 알아차리지 않고 먼 곳에서 답을 구하고 신을 찾는다면 원하는 결과를 기대할 수 없을 것이다. 몸이 없으면 이생도 없고 저승도 없으며 깨달음도 없다. 몸이 있으니 삶과 사랑이 있고 쾌락과 고통도 있는 것이다. 몸을 통해서 의식의 알아차림을 체험할 때에 자유 또한 찾을 수 있는 것이다. 어딘가 먼 곳에 천국이 있다면 무엇 때문에 이곳에 있어야 하겠는가? 머나먼 곳에

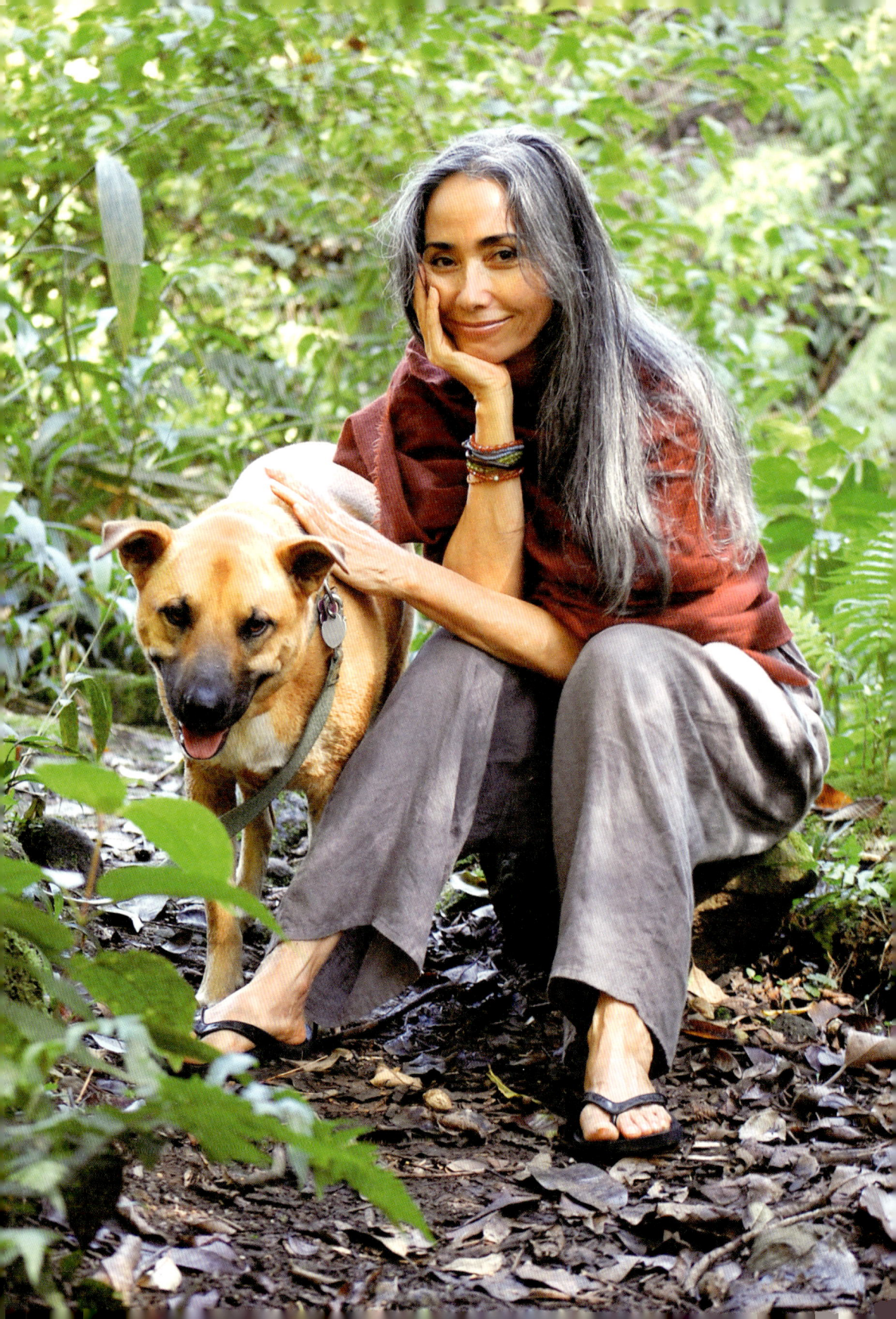

있는 천국이 그리도 좋은 곳이라면 지금 바로 그곳에 가는 것이 마땅할 것이다.

나는 방향을 돌려 안을 바라볼 것을 권하고 싶다. 명상과 요가를 시작한 것은 안을 향한 나의 첫 번째 연습이었다. 마음을 안으로 돌려 내 자신을 보기 시작한 결정적인 시점 전까지만 해도 고통에 대한 답을 찾는 나의 시선과 노력은 모두 밖을 향하고 있었다.

누군가에게 위로를 받고 싶었고, 누군가에게 답을 듣고 싶었다. 누군가가 나의 고통을 이해하고 있을 것만 같았다. 누군가는 모든 답을 알고 있을 것만 같았다. 심지어는 눈에 보이지 않는 초자연적인 힘이 나를 구해줄지 모른다는 막연한 생각에 막무가내로 기도를 하고 그에 관한 책을 찾아 읽기도 했다. 무언가 물질적인 것을 손에 넣어서 그 만족감으로 잠시나마 고통을 잊기도 했다. 귀한 음식을 먹고 값비싼 물건을 사들이면서 바쁘게 살아갔지만 순간의 평안함을 던져줄 뿐 고통은 날로 더해갔다.

이때 우연히 만난 조그만 책 한 권이 나를 명상의 길로 인도했고, 나는 한 걸음씩 연습을 해나갔다. 곧이어 하타 요가를 만났다. 그것은 나에게 획기적인 사건이었다. 그 후 한 단계씩 요가를 연습해 가면서 내 안에 잠겨 있던 작은 문들을 내 몸을 통해 하나씩 통과하는 체험을 하게 되었다. 나는 우물을 파듯 한 방향으로 집중해 파들어 갔다.

샘물의 흔적이 보이기 시작했을 때, 비로소 나는 요가의 본래 뜻에 가 닿아 있다는 것을 알게 되었다. 지혜가 생기고 사물의 실정이 보이기 시작했으며, 그동안 내 목을 조이던 쇠 목줄이 느슨해지면서 작은 환희들을 맛보기 시작했다. 물 밖으로 코를 내밀고 숨을 쉬기 시작하며 자유함을 느끼게 된 것이다. 나는 내 앞에 나타난 샘물의 물줄기를 따라 깊이 내려갔다. 내면을 향해 걷고 기고 헤엄쳐 온 나의 긴 여행의 시작이었다.

내 안의 진정한 나를 만나는 것은 삶을 찾는 것이다. 그리고 그것이 곧 진리와 우주를 만나는 길이다. 이 세상에서 내가 바꿀 수 있는 다른 사람은 아무도 없다. 내가 바꿀 수 있는 유일한 존재는 내 자신뿐이다. 삶의 다른 모든 것을 이룬다 해도 내 마음 하나를 다스리지 못한다면 참으로 불행한 일일 것이다. 나 하나의 의식이 바뀌지 않는다면 우리는 아무것도 기대할 수 없다. 나 하나의 변화로 인해 주위가 달라지고 또한 공동 의식collective consciousness의 변화를 기대할 수 있는 것이다.

지구는 끝없이 넓은 우주의 한 귀퉁이에서 매우 빠른 속도로 날아다니는 모래알같이 작은 경이로운 존재이다. 수많은 생명체를 기르고 있는 이 아름다운 지구야말로 우리의 진정한 집이요 우리의 어머니이다. 이 경이로운 지구 위에서 오관으로 제한된 체험 속에서 살고 있는 작은 생명체인 우리가 이 지구의 한 부분으로서 행복하게 살기 위해, 깨어난 삶을 살기 위해, 그리고 궁극적인 자유로운 삶을 살기 위해, 지금 시작해야 할 것은 내 자신을 알아차리는 아주 단순한 일이다.

이 책이 다시 태어나도록 많은 도움을 주신 분들에게 깊이 감사의 마음을 전한다.

2015년 가을, 서울에서, 문숙

차례

개정판을 내며
지금 시작할 일은 '나'를 만나는 것 • 004

PART 1 자연과 하나되는 삶

하와이 작은 섬에서의 삶
마음 놓고 외로울 수 있는 곳에서 자신을 만나다 • 014

민들레가 준 선물
욕구는 욕구일 뿐, 선택은 나에게 달려 있다 • 021

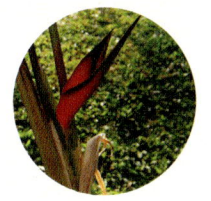

자연은 일부러 치장하지 않는다
그 무엇도 '나'라는 보석 별을 더 아름답게 할 수 없다 • 036

태어난 모든 것은 땅으로 돌아가리니
플루메리아 꽃을 보며 우리 자신의 행로를 기억하다 • 045

PART 2 명상, 몸을 해하는 감정에서 벗어나는 길

고요할 때만 보이는 것들
'순간' 속에서 '영원'을 깨닫게 하는 경이로운 자연 • 058

위파사나 명상을 시작하다
나의 자아와 정면 대결할 수 있는 기회를 얻다 • 062

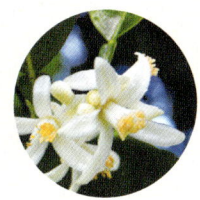

나와 대면한 하루 14시간씩의 참선
순수, 순수, 순수, 그리고 투명과 환희 • 071

마음을 비운다는 것은
옳고 그름의 판단 없이 순수하게 지켜볼 수 있는 '마음의 눈' • 082

PART 3 요가, 우주의 기운과 하나되는 연습

몸이 이끄는 대로, 나만의 요가를 찾아
몸을 정복하려 들지 말라, 몸은 가장 가까운 친구이며 심복 • 092

마음속 원숭이 떼의 아우성을 가라앉히다
침묵 안에서 자신을 만나고, 우주의 마음을 엿보다 • 098

말은 말이고, 이름은 이름일 뿐
스트레스와 자부심을 지나 요가의 개념이 정리되기까지 • 104

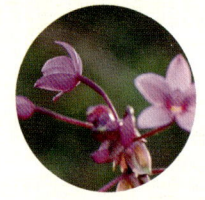

숨쉬기부터 죽음 너머에 이르기까지
하타 요가에서 아쉬탕가라 부르는 여덟 가지 연습 • 113

영혼이 깃든 작고 성스러운 보금자리
오직 겸손함으로 몸이라는 성전을 돌보다 • 120

PART 4 음식, 내가 먹는 것이 곧 나다

음식에 대한 탐심, 순간적인 행복감
배고픔이 진실인지, 착각인지도 모른 채 • 128

외롭고 허전한 마음을 음식으로 채우다
자연과 동떨어져 신의 존재를 느끼지 못하는 현대인들 • 133

당신의 '컴포트 푸드'는 무엇인가요?
몸이 기억하는 음식, 마음이 기억하는 음식 • 139

자연 치유식을 공부하다
치유에 대한 관심이 요가에서 음식으로 넓혀지다 • 150

치유식, 비움의 지혜로부터
치유란 새로운 싹을 틔우기 위해 공간을 마련하는 과정 • 158

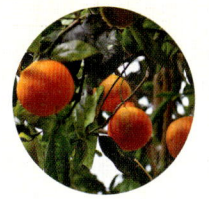

중도의 음식, 매크로바이오틱
의식의 투명함을 돕는 살아있는 음식 • 167

하와이에서 함께한 치유의 식탁
나는 가이드를 해줄 뿐 걷는 것은 그들이다 • 174

PART 5 의식의 변화

신들의 정원
까마귀도, 전갈도, 방울뱀도
이곳에서 나와 함께 잠들 것이다 • 182

만들어진 천국의 실상
자연의 절규를 듣지도 보지도 못하는 영혼 잃은 사람들 • 192

나와 지구의 운명을 바꿀 작은 선택
의식의 깨어남, 그리고 충만함을 누릴 줄 아는 마음 • 207

에필로그
다시 돌아오다, 내가 찾은 의식과 함께 • 216

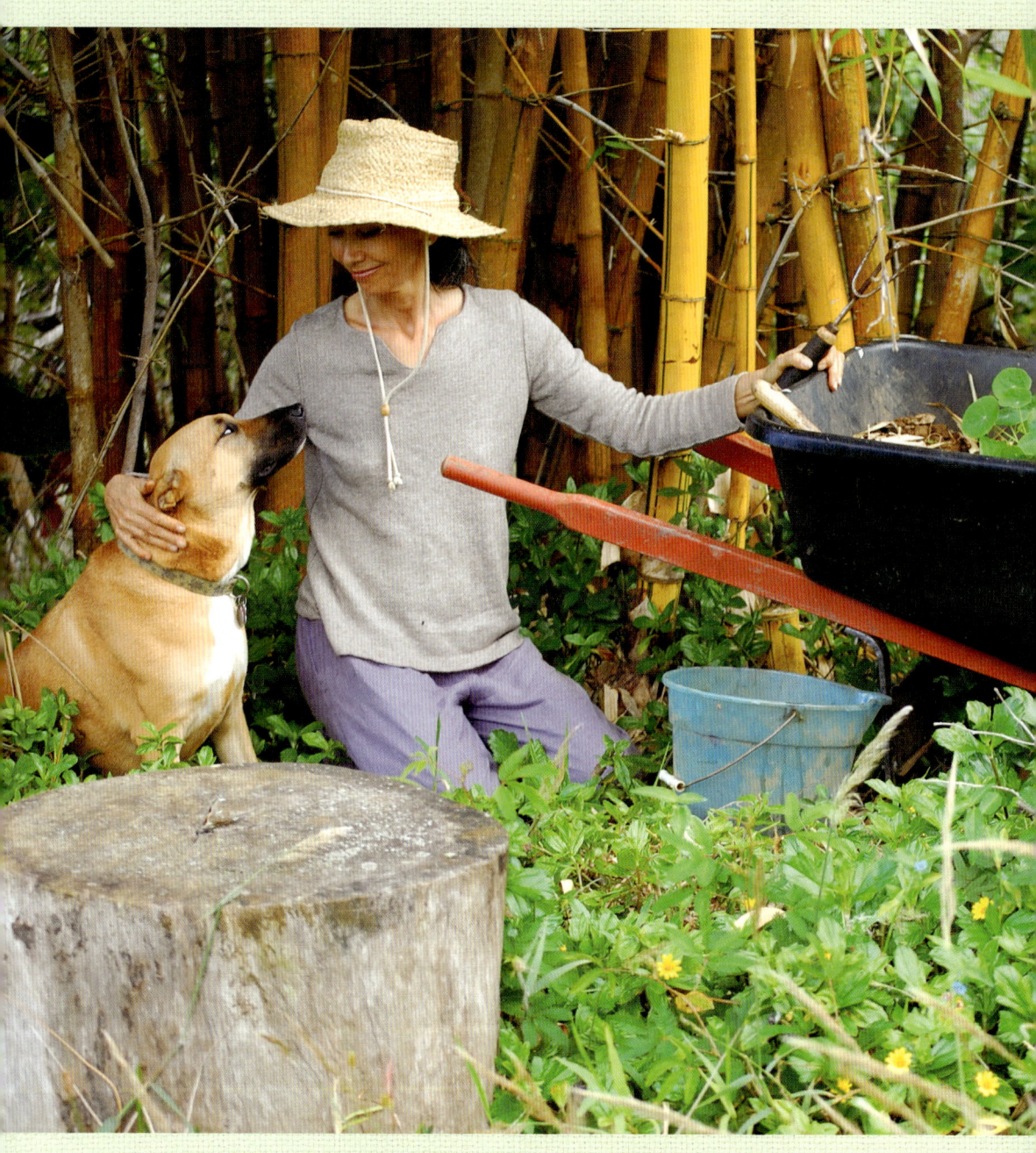

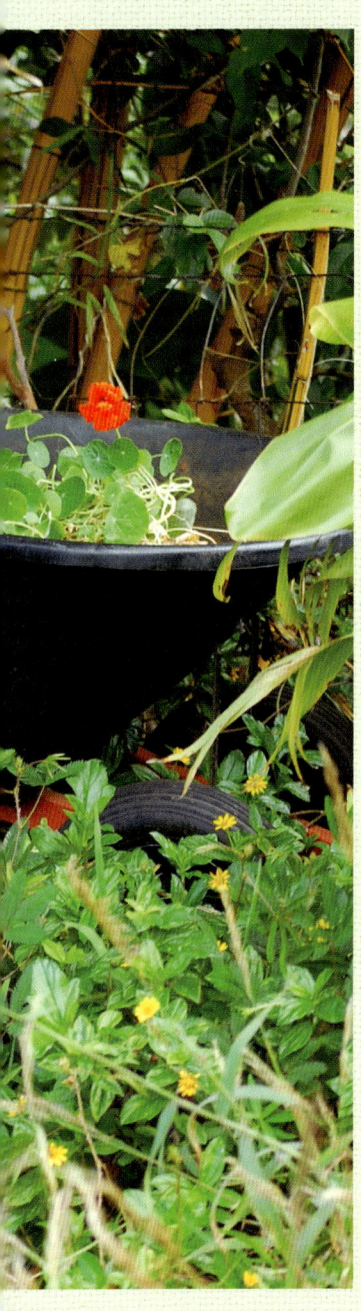

PART 1
자연과 하나되는 삶

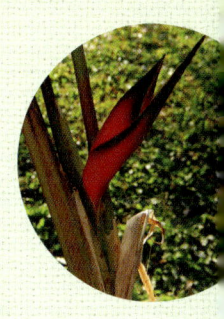

좋은 것들을 취하려는 욕구는 탐욕을 부채질하여 몸과 마음을 병들게 할 뿐 치유에는 조금도 도움이 되지 않는다. 오직 내려놓을 수 있는 욕구만큼만 빈 공간이 생기고 그 빈 공간만큼만 치유가 가능하다.

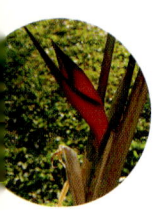

하와이 작은 섬에서의 삶
마음 놓고 외로울 수 있는 곳에서 자신을 만나다

　　나는 2004년이 끝나기 며칠 전, 하와이 마우이 섬으로 이주해 하이쿠 오두막에 둥지를 틀었다. 숨 막히던 뉴욕의 맨해튼을 탈출하듯 빠져나온 것이 바로 며칠 전의 일인 양 생생하지만, 그동안 내 중심에서는 많은 변화가 있었다. 마치 사막 한복판에라도 있는 듯 하늘이 크게 열려 있고 막힌 곳 없는 마우이 섬이 나는 특별히 마음에 들었다.

　　마우이 섬은 태평양 한가운데 점같이 떠 있는 일곱 개의 군도들 중에서 두 번째로 큰 섬으로 두 개의 분화구로 만들어져 있다. 태양신인 마우이가 탄생했다고 전해지는 신비스러운 분화구 할레아칼라Haleakala는 웅장한 위력의 남성적인 기운을 가지고 있으며, 다른 한쪽의 분화구인 서쪽 분화구는 이아오Iao 계곡을 중심으로 푸근하고 부드러운 여성적인 기운을 가지고 있다. 거칠고 화려하고 그리고 건조한 사막의 모습을 하고 있는 할레아칼라 분화구에 비해, 이아오 계곡은 다소곳하고 은밀한데다가 물이 많이 흘러 늘 습한 것이 특징이기도 하다. 강한 음과 양의 기운이 조화를 이루면서 중간에서 이어져 있는 것이 서로가 손을 잡고 있는 듯한 느낌이 든다.

바다 밑의 지형 또한 특이하다. 특별히 수심이 깊은 것으로 알려져 있는 태평양의 한가운데에 위치하고 있지만, 이곳 마우이 섬의 주변만은 수심이 다른 곳에 비해 유난히 얕다. 이 때문에 겨울이면 집채만 한 고래들이 알래스카로부터 내려와 새끼를 낳아 기르는 곳으로 유명하다.

해안 도로를 지나다가 하얀 물줄기를 뿜어내는 혹등고래들을 쉽게 목격할 수 있는 이유도 바로 그 때문이다. 봄이 되어 혹등고래들이 새로 낳은 아기 고래들을 데리고 다시 알래스카를 향해 떠나고 나면 왠지 서운하고 온 섬이 텅 빈 듯한 느낌이 들지만, 가까운 해안까지 올라와 물 위로 삐죽삐죽 고개를 내미는 초대형 바다 거북이들의 모습을 보면 다시 마음이 흐뭇해지는 곳이 바로 마우이 섬이다.

이 섬으로 오기 전 나는 몇 년마다 한 번씩 이사를 다니며 방랑자 같은 생활을 즐겼다. 하지만 멀리 바다가 내다보이는 언덕배기에 허름하게 서 있는 작은 농가를 대강 수리해 '내 집이다' 하고 눌러앉으니, 우주가 나를 가운데 둔 채 돌고 있는 듯한 기분이 들기도 하고, 이곳이 바로 지구 표면의 중심인가 싶은 생각이 들기도 한다.

마우이 섬에서 나의 일상은 수도자들의 것과 별반 다르지 않다. 종교적인 예식의 강요를 받지 않아도 되는 자유로움이 있을 뿐. 새벽 다섯시쯤 일어나 밤 열시쯤 잠자리에 들 때까지 자연에 둘러싸여 아무렇지도 않은 단순한 생활을 하며 사람 얼굴 한 번 보지 않는 날도 수두룩하다.

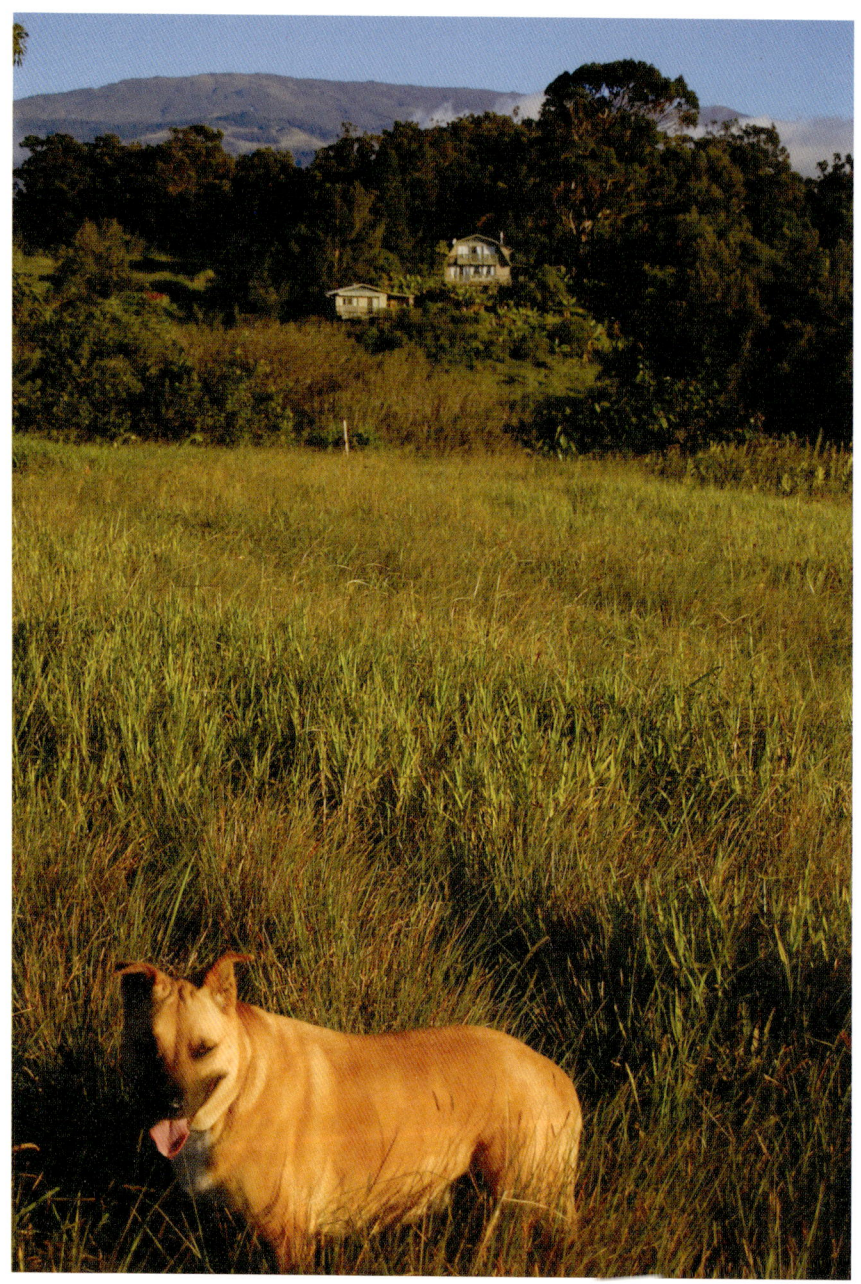

날씨가 좋은 날에는 발코니에 걸터앉아 고양이의 털을 다듬으며 벼룩을 잡아주기도 하고 돌 사이를 비집고 끼어든 잡초를 뽑기도 하면서 한나절을 보내는가 하면, 바나나나무 둥지 안으로 들어가 누렇게 변한 떡잎을 자르면서 바나나나무와 하나가 되기도 한다. 가끔은 새빨갛게 익은 수리남 체리를 따서 입에 넣으며 단순한 삶의 충만함을 느끼기도 한다.

가장 맛있는 빵을 굽는다고 소문난 빵집이나 케이크 집을 찾아 더 이상 전전할 필요도 느끼지 않고, 하얀 거품이 이는 카푸치노를 유난히 잘 만드는, 분위기 좋은 커피숍을 찾아 헤매는 일도 없어졌다. 뜸이 잘 든 호박 현미밥에 구수한 채소 된장국을 곁들인 매크로바이오틱macrobiotics 식의 소박한 식사가 편안하고, 과일 한두 개로 간식을 삼는 것이 어느 때보다 익숙해졌다.

뉴욕에서 살 때 알고 지내던 친구가 어느 날 마우이 섬 나의 오두막을 방문하더니 "아무것도 없는 곳에서 이렇게 죽은 듯이 외로워서 어떻게 사느냐?"며 혀를 내둘렀다. 매연을 뿜어대며 쉼 없이 질주해 대는 자동차 행렬도 없고 번쩍거리는 상가들의 쇼윈도 앞을 물밀듯이 밀려 지나가는 사람들도 없는 곳에서 외로움을 어떻게 견딜 수 있느냐는 것이다.

할 말을 찾지 못해 묵묵히 친구의 입장을 이해하려고 노력하던 나에게 끝까지 내 선택이 잘못되었음을 인식시키려 애쓰던 그 친구의 모습이 안타까웠다. 하지만 나는 굳이 설명을 해서 친구를 이해시키고 싶은 이유를 찾지 못했다.

나의 하이쿠 오두막은 주변에 아무것도 없는, 외롭기만 한 공간이 아니다. 모든 것이 죽어 있는 텅 빈 곳은 더더욱 아니다. 사람들도 있을 만큼 있고 온갖 생명체들이 서로에게 의지하면서 생사고락을 나누는 살아있는 곳이다. 인간의 소음이 적어서 댓잎 사이를 지나가는 바람 소리가 귀청 안에 들어와 남고, 쓰레기 섞인 냄새가 덜 풍겨서 지나치던 꽃향내가 코끝에 잠시 머물기도 하며, 눈부시게 현란한 형광 조명이 없어서 희끄무레한 달 무지개가 내다보이는 그런 곳이다.

외로움만 해도 그렇다. 사람이 많은 곳에 끼어 산다고 해서 외로움이 없어지는 것은 아니다. 오히려 나는 많은 사람이 있는 곳에 갈 때 그 가운데서 더 엄청난 외로움을 느낀다. 그 때문에 괜스레 애를 써가며 마음속에도 없는 말을 해대기도 하고, 감각과 느낌이 혼탁해져서 불안감과 초조함에 가슴을 파르르 떨기가 일쑤다. 정신없는 그 틈 사이에서 좀 더 큰 삶의 의미라든가 다른 생명체들의 존재 가치 따위는 아랑곳할 겨를도 없이 숨도 제대로 못 쉬는 눈먼 허깨비가 되어버리는 듯하다.

외로운 것이 두려우면 혼자 있기가 불안해지고, 혼자 있는 것이 불안하면 자기 자신을 만날 수가 없다. 자기 자신을 만나지 못하면 자신을 비울 수도 없고, 세상을 바로 바라볼 수 있는 눈이 생기지 않아 짙은 안개 속에서 어두운 삶을 살아가게 된다. 그리고 이유도 모르는 채 고통 속에서 죽어가게 된다.

하이쿠 오두막은 내가 마음 놓고 외로울 수 있는 곳이다. 조촐한 발코니 끝에 앉아 지나가는 바람 소리가 들려주는 사랑 이야기를 전해 듣고 쏟아지는 빗소리에서 평온함을 체험한다. 별빛이 쏟아져 내리는 밤하늘을 올려다보면서 미래에 대한 희망으로 가슴이 벅차고 잔디를 비집고 올라오는 노란 민들레꽃의 얼굴을 보면서 순간의 환희로 마음이 떨려온다. 그리고 가늘게 몸을 흔들며 하늘을 향해 부르는 들꽃들의 노래 속에서 진정한 치유의 의미가 무엇인지 새

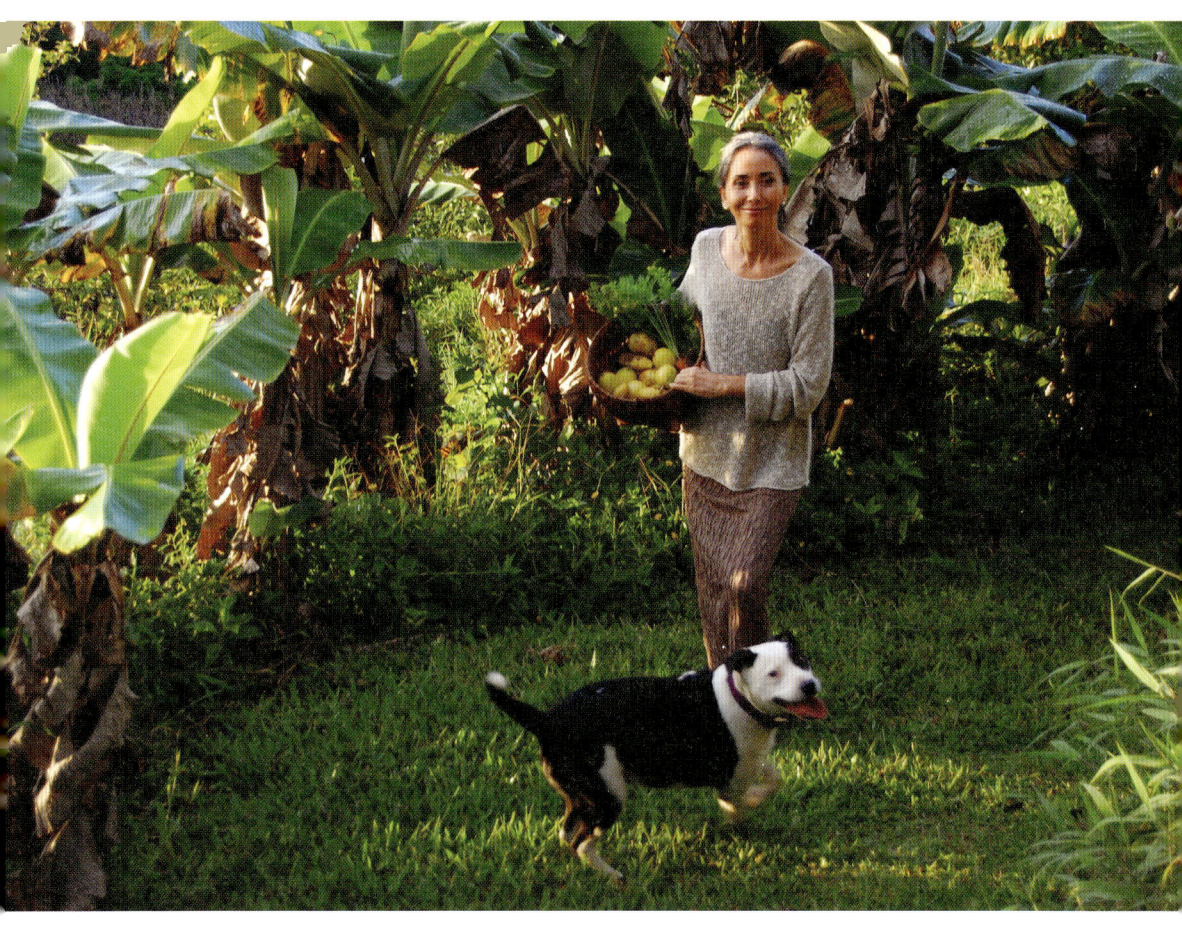

삼스레 확인하기도 한다. 이슬을 먹으며 피어오르는 꽃잎들과 하나가 되어 같이 숨 쉬고, 시들어 말라가는 꽃잎과 함께 숨을 거두면서 자신을 내려놓아 자아의 욕구를 접는 것이 바로 그것 아닐까?

결국 치유라는 것은 몸에 좋다는 귀한 것들을 찾아다니며 취하고, 값비싸고 화려한 것들을 구해서 자신을 즐겁게 하려는 다급한 행동에서 비롯되는 것이 아니라, 마음을 자제하고 욕망을 다스려서 내면의 공간을 마련하였을 때 자연적으로 일어나는 현상임을 알게 된다. 좋은 것들을 취하려는 욕구는 탐욕을 부채질하여 몸과 마음을 병들게 할 뿐 치유에는 조금도 도움이 되지 않는다. 오직 내려놓을 수 있는 욕구만큼만 빈 공간이 생기고 그 빈 공간만큼만 치유가 가능한 것이다.

하와이 말로 '릴리코이lilikoi'라 부르는 '패션 프루트passion fruit'라는 과일이 있다. 열정의 과일이란 뜻이다. 칡넝쿨처럼 거센 넝쿨이 큰 나무를 친친 감고 올라가서는 자기 집처럼 자리를 잡고 앉아 꽃을 피우고 단단한 노란 열매를 맺는다. 높은 나무 위에 걸쳐져 어린아이 주먹만 하게 열린 놈들을 손으로 따자니 그것도 그렇고, 아침결에 바람이 많이 불었으니 잘 익은 놈들이 아마도 땅에 툭툭 떨어져 있을 것이다. 바구니를 들고 나가 주워와야겠다.

민들레가 준 선물

욕구는 욕구일 뿐, 선택은 나에게 달려 있다

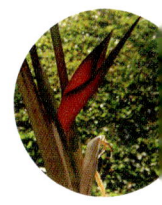

　하이쿠 오두막의 잔디는 반 이상이 민들레다. 그 외의 것들도 대부분 흔히 말하는 잡풀들이다. 잔디를 관리하지 않는다는 증거이다. 잔디 관리를 잘하는 집들은 골프장이 무색할 정도로 파란 잔디가 잡풀 하나 없이 두껍게 깔려 있다. 그렇게 관리를 하기 위해서는 엄청나게 많은 노력을 해야만 한다.

　매주 잔디를 깎고, 적어도 한 달에 한 번은 화학 비료를 뿌린다. 정기적으로 살수기를 이용해 물도 주어야 하는데 그것도 여름철에는 저녁에 뿌려야 하고 겨울철에는 아침에 뿌려야 잔디가 상하지 않는다. 그런 뒤에 제초제를 사용해서 잡풀들이 날 때마다 제거를 한다. 미국 가정의 남편들은 자신의 자존심을 앞마당의 잔디에 건다. 주말이면 잔디 자르는 소리가 집집마다 요란하게 들려온다.

　우리 집은 다르다. 이웃집 청년이 한 달에 한 번 깎아줄 때까지 풀들은 발목에 올라올 정도로 자라고, 잔디풀을 포함한 어떤 풀이든 그 자리에서 자라고 싶은 놈들이 자란다. 그중의 태반이 민들레다. 그리고 습기가 많은 땅에는 클

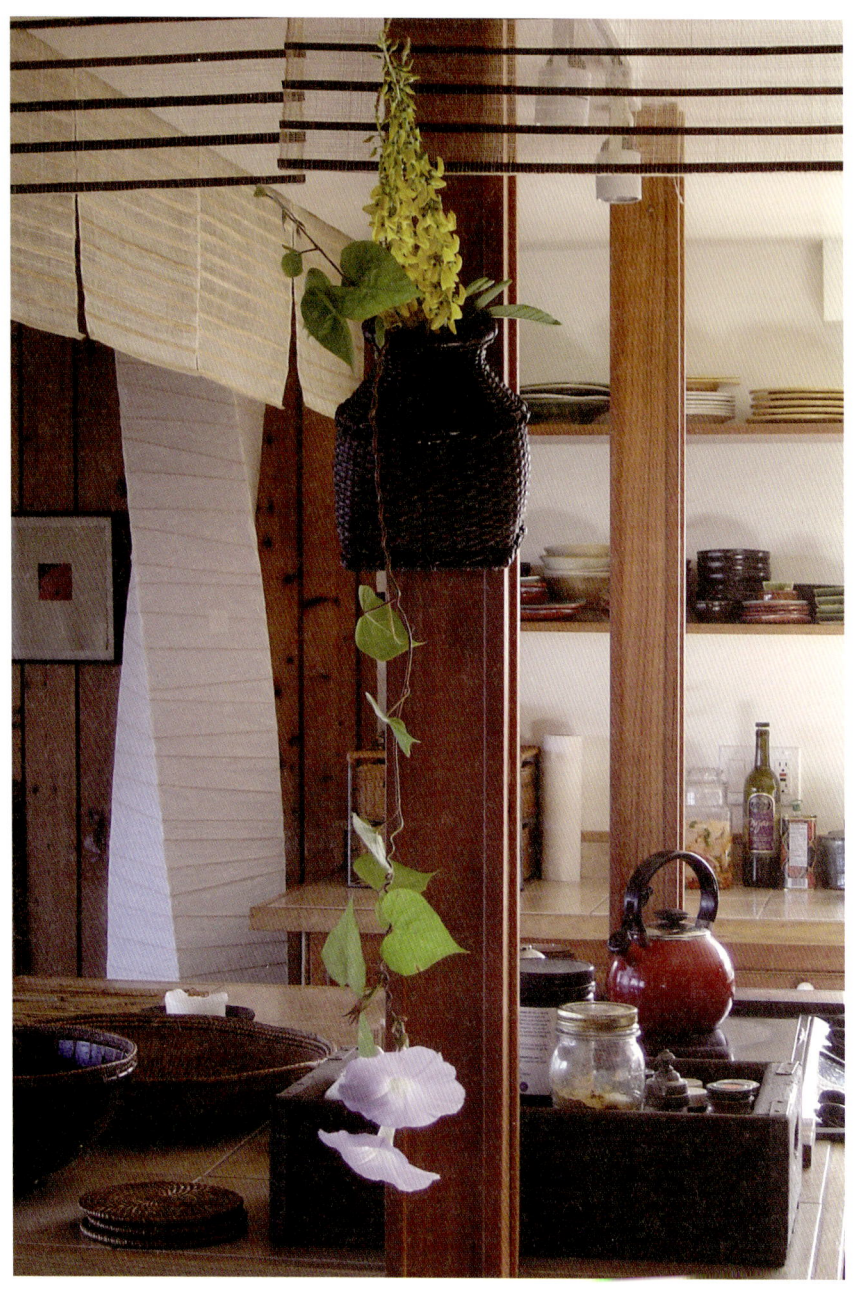

로버, 말라 있는 곳에는 질경이가 자란다. 생명력이 강한 놈들이어서 특별히 관리하지 않아도 잘 자란다. 화학 비료를 줄 필요도 없다. 그뿐 아니라 다음 잔디를 깎기까지 한 달 동안은 이내 나지막한 작은 꽃들이 올라와 만발을 한다. 특히 민들레는 그 한 달 사이에 꽃을 피우고 씨앗을 만들어 날려 보내기까지 한다. 매일 꽃이 지고 다음날이면 또 다른 꽃이 피어오른다. 그리고 풀들은 그냥 그렇게 잘 알아서들 피고 진다. 이건 내 나름대로의 철학에 바탕을 둔 잔디 기르기의 비법이다.

내가 꽃꽂이를 시작한 건 아주 오래전의 일이다. 왜였는지 그때는 그 이유를 잘 몰랐지만 알 수 없는 호기심이 있었다. 나도 언젠가 전형적인 현모양처로 살고 싶었던 게다. 정숙하게 꽃꽂이를 하는 현모양처의 모습을 몇 번쯤은 동경해 볼 만한 나이였다. 나는 당시 임화공 선생님(국내 1호 플로리스트. 우리나라에 '꽃꽂이'라는 단어를 처음 선보인 화예 강사)이 운영하던 화공회라는 곳에서 꽃꽂이 3급 지도자 자격증을 땄다. 그 직후 우연한 기회에 일본인 화도花道 선생님을 만나 개인 교습으로 다시 4년 동안 꽃꽂이를 공부했다. 결국 나는 화도 사가고 류의 본교가 있는 교토의 다이가쿠지大覺寺라는 절에서 화도 지도자 자격증을 받았다.

현모양처가 나의 길이 아니었다는 것을 받아들이기까지는 꽤 오랜 시간이 걸렸다. 사실 화도란 처음부터 현모양처의 길은 아니었다. 오히려 화도는 '선禪'과 '도道'의 길이며, 자연의 도를 익히고 우주의 이치를 이해하는 길이다.

화도를 연습할 때에는 대개 생화를 쓴다. 때에 따라서 많은 꽃을 한꺼번에 쓰는 경우도 있지만 한두 송이의 꽃이나 간단한 나뭇가지만으로도 충분하다. 오히려 간단한 기법일수록 그 묘미가 더 커지기도 한다. 잘 정리된 생화 몇 송이만 가져다놓으면 아무리 삭막한 환경이라 할지라도 곧바로 영화 장면처럼 변한다. 꽃이 가지고 있는 신비한 힘이다. 꽃은 언제 어떤 모습을 하고 있더라도 주위를 신성하고 아름다운 곳으로 바꾸어버린다. 그래서 꽃은 아름답다. 그리고 꽃이 있는 실내는 정숙하다.

꽃은 어떤 상태에서도 저항하지 않는 순수성을 가지고 있다. 햇빛 아래 피어 있는 그 모습은 말할 것도 없다. 비에 젖어 고개를 떨구고 있는 모습도 아름답고, 바람이 불어서 잎이 찢겨져 나가도 그 자태는 비굴하지 않다. 그 때문에 꽃은 죽어가는 모습도 아름답다. 그뿐만 아니라 죽어 있는 모습을 보아도 아름답다. 그건 꽃이 저항하지 않기 때문이다. 두려움에 자신을 내어주는 일은 없다. 어떤 상태에 있더라도 최고의 모습으로만 존재하되 어떤 상황도 저항하지 않는다. 그 때문에 꽃에게 주어진 이 지구상의 조건은 온통 천국이다. 그 때문에 꽃에게 주어진 이 지구상의 조건은 오직 천국이다. 그래서 꽃들은 그 모습 자체만으로 천국을 상징한다. 항상 피어오르고 항상 열려 있고 그냥 그렇게 죽어간다. 오랜 날을 사는 것도 아니지만, 잠깐 사는 동안 꽃은 천국을 산다.

그래서 우리는 꽃의 얼굴에서 천국을 본다. 그리고 신의 모습을 본다. 풀숲에 피어 있는 작은 꽃의 얼굴에서 신의 모습을 보지 못한다면 다른 어떤 것에서도 신을 찾을 수는 없을 것이다. 잔디 위에 피어 있는 작은 꽃에서 환희의 노래를 들을 수 없다면 다른 어느 곳에서도 신의 찬양은 들리지 않을 것이다.

이런 꽃의 아름다움을 느끼는 순간 나도 모르는 사이에 그 꽃을 소유하고 싶은 마음이 동시에 일어난다. 어딘가 나만의 장소에 놓아두고 싶어진다. 그러고는 품위 있고 정숙한 실내가 이내 연상된다. 아니면 그 꽃을 가장 사랑하는 이에게 나누어주고 싶어진다. 내 몸을 치장하고 싶어지기도 하고, 존경하는 스승님의 발 아래 깔아드리고도 싶어진다. 무언가…… 그 '무언가'를 위해 그 꽃을 채취해 소유하고 싶은 마음이 불같이 일어나는 것이다.

그 꽃이 처음부터 우리를 위해, 아니 오직 나를 위해 피어난 듯한 오만한 착각에 언제부터인가 사로잡혀 있었다. 꽃이 살아있는 하나의 생명체라는 생각이나, 누구나와 마찬가지로 살 자격이 있는 생명체라는 생각은 조금도 떠오르지 않는다. 단지 어서 빨리 나만의 공간에 가두어놓고 나만을 위해 죽어가길 원한다. 내 것이라는 이름으로 말이다.

그러나 잘 생각해 보면 나의 욕망을 충족시키기 위해 그 꽃의 대가 잘리는 순간, 꽃이 지닌 생명의 작용은 중단된다. 나의 공간 안에서 서서히 죽어가는 가련한 생명체가 되는 것이다. 우리는 그 모습을 보며 아름답다 말하고 즐거워한다. 그렇다면 이런 우리는 도대체 무엇인가? 본인의 의사와는 관계없이 그 순수함을 잘라 억지로 소유하면서 극히 만족해하는, 그리고 그 꽃이 나만을 위해 죽어가기를 바라는 그런 우리의 정체는 도대체 무엇일까? 서서히 사그라져가는 한 생명체의 죽음을 들여다보며 대단히 만족해하고 아름답다 여기는 우리는 아마도 해괴한 존재임에 틀림이 없다.

물론 앞에서 말한 바와 같이 꽃은 죽어가는 순간에도 저항하지 않고 지극히 자연스레 죽어간다. 그래서 아름다운 존재일 수밖에 없다. 그러나 맑게 피어 있는 아름다운 꽃을 잘라서 세워놓고는 서서히 죽어가는 모습을 들여다보며 아름답다 극찬하고 뒹구는 동물은 이 지구상에서 우리 인간밖에는 없을 것

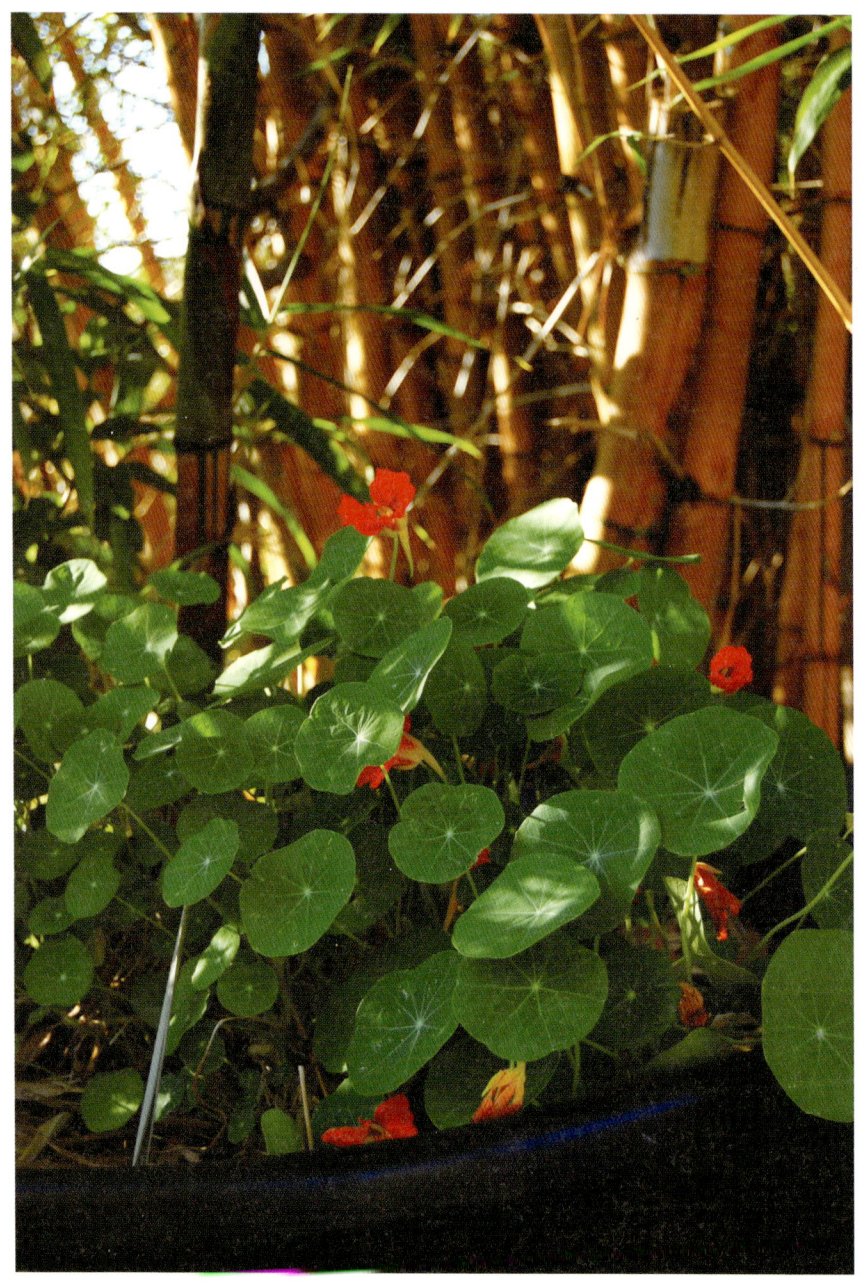

이다. 지극히 무례한 종족이다.

이리 써놓고 보니 이상한 소리인 듯하지만, 그런 마음은 거의 우리 모두에게 무의식처럼 존재하고 있으며 나 또한 예외는 아니었다. 그러니 당연히 수십 년 동안 화도를 고고한 취미로 삼고 즐기며 가르치기까지 한 것이 아닌가. 정확히 알지도 못하는 현모양처의 꿈까지 꾸어가며 말이다. 그때마다 수없이 많은 꽃들은 요리조리 그 가지와 머리가 잘려나갔고, 그건 내가 선택된 특별한 사람이기에 할 수 있는 고상한 제례祭禮라 여겼다.

꽃꽂이를 할 때 쓰는 화기花器와 바구니를 모으는 것도 한때 나의 큰 취미였다. 세계 각국을 여행할 때마다 사들인 값나가는 도자기들로부터 다 떨어져가는 전통 바구니에 이르기까지 그 종류 또한 다양했다. 그리고 집안의 구석구석에는 귀한 화기에 담긴 그 향기로운 꽃들이 나의 곁에서 떠날 날이 없었다. 나는 그것이 나의 삶을 아름답고 윤택하게 만들어준다고 믿고 있었다.

그런데 마당 잔디에 민들레가 만발해 있던 어느 날, 작은 민들레꽃 한 송이가 나의 모든 생각을 바꾸어놓았다.

노란 민들레는 화사한 그 모습에 비해 줄기가 짧아 꽃꽂이에 쓰기에는 쉽지 않은 꽃이다. 그래도 지천으로 깔린 게 민들레이니 어떻게 해서든 꽃꽂이를 해서 집 안에 들여놓고 싶었다. 뒤뜰에 피어 있는 민들레꽃들을 멀리서 내다보면 그 황홀한 무늬가 최고의 카펫을 능가했다. 짙은 초록색 풀들을 바탕으로 한바탕 피어오르는 노란 꽃들이 은하수같이 펼쳐져 있었다.

'어떻게 하면 저 환상적인 분위기를 집 안으로 옮겨올 수 있을까?' 생각한 끝에 우선 나는 검은색으로 된 여러 개의 커다란 사각 수반을 계단 아래 있는 공간에 붙여놓기로 했다. 그러고는 그곳에 물을 채우기 시작했다. 사각 수반 여덟 개에 물을 가득 채워 작은 물 공원을 만들고 이곳에 민들레의 목만 잘라다가 물 위에 띄울 생각이었다. 기발한 아이디어였다. 까만 사각 수반들, 그리고 찰랑거리는 깨끗한 물, 그리고 이제는 그 위에 노란 민들레를 띄울 일만 남았다. 생각만 해도 집안이 환하고 정갈해지는 듯했다. 나무 계단 아래 공간이 물꽃 공원으로 재탄생되려는 순간이었다.

나는 서둘러 작은 가위와 바구니를 들고 뜰로 나갔다. 노란 고양이 '나비'가 폴짝거리며 따라나섰다. 뜰을 덮고 있는 샛노란 민들레를 내려다보니 그 꽃을 따고 싶은 욕구가 목구멍까지 차 올라왔다. 사용할 곳도 확실하니 원하는 만큼 자르기만 하면 된다. '될 수 있으면 잘 피어 있는 것 중에 큰놈들로 골라야지' 생각하며 발코니 계단을 내려갔다. 나비가 쏜살같이 앞질러 내려가고 있었다. 녀석은 내가 일이 있어 뜰에 나가려 하면 신나는 일이 생긴 듯 낌새를 채고는 잽싸게 앞질러 나를 따라붙는다. 뒤뜰 잔디밭에 먼저 도착한 나비는 꽃 사이를 요리조리 폴짝거리며 혼자 숨바꼭질을 시작한다.

벌써 솜사탕 같은 모습을 하고 있는 민들레 씨앗들이 꽤나 눈에 띄었다. 우선 내가 잔디에 내려앉아 씨앗 방울을 들여다보니 나비 녀석도 내가 무얼 들여다보나 싶어 기웃거린다. 이내 씨앗 방울 하나를 잘라 들고 파란 하늘을 향해 후우 불어보았다. 단숨에 씨들이 공중으로 흩어지고 낙하산을 단 듯한 작은 씨들이 두둥실 떠다닌다. 다시 하나 씨앗 방울을 따 들었다. 그리고 또다시 후우 하며 하늘을 향해 불었다. 나비 녀석이 그 씨를 잡겠다고 훌쩍훌쩍 공중으로 뛰어오른다. 씨 낙하산이 두둥실 모두 떠나가자 이젠 나비 녀석이 내 눈을 똑바로

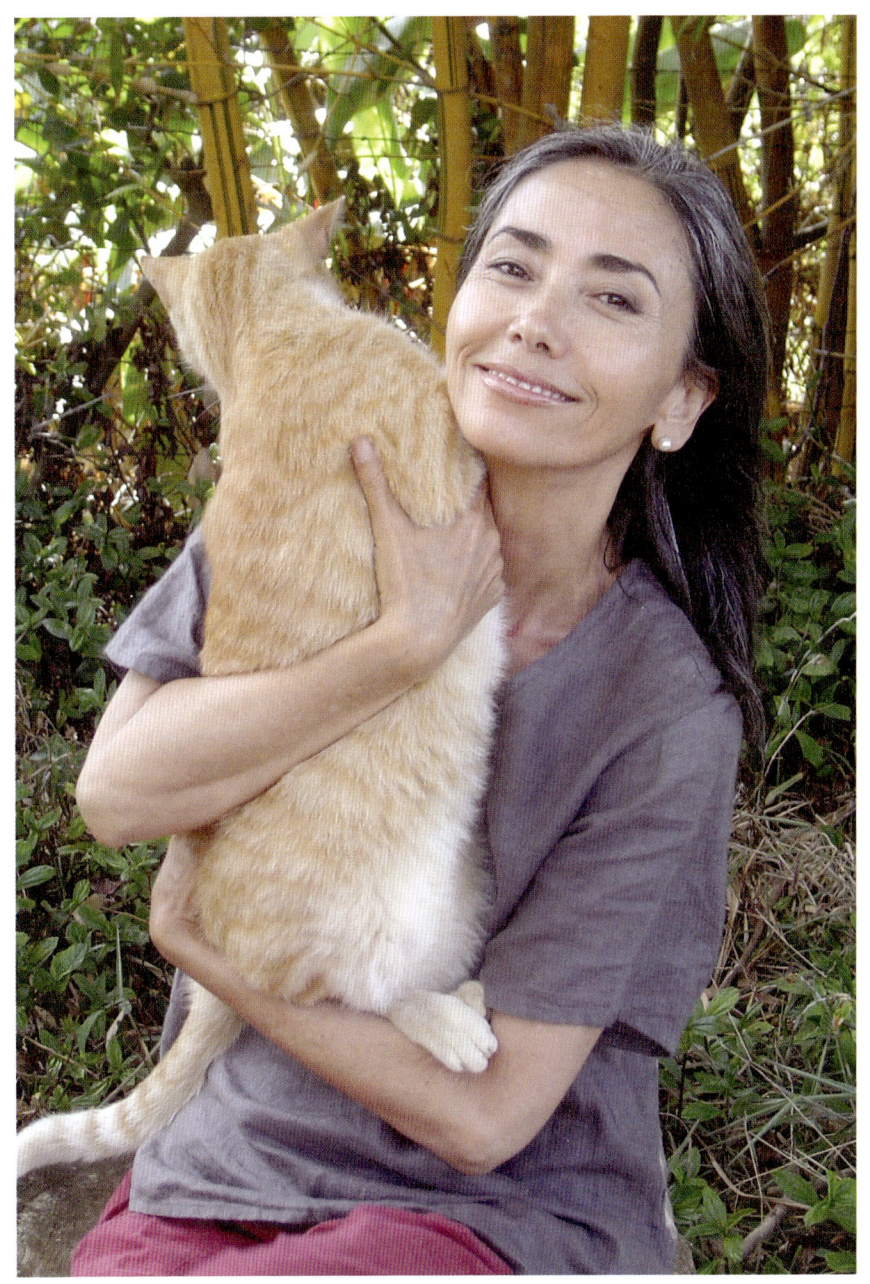

바라보며 또 한 번 하자는 듯 기다리고 있다.

　동그랗게 잘 영근 씨앗 방울 몇 개를 더 불어보았다. 그때마다 나비 녀석도 이리저리 풀쩍거리며 뛰어올랐다. 잡히는 건 물론 없지만 그래도 신이 날 대로 나 있는 표정이었다. 나와 함께 잔디에 나와 노는 것이 그리도 재미있는 모양이다. 나 또한 씨앗을 불어 작은 씨들이 두둥실 날아오를 때마다 어렸을 적의 마음과 똑같아지는 기분이었다. 게다가 그걸 잡겠다고 뛰어오르는 노란 고양이 나비까지. 더 이상 이토록 마음이 풍족할 수는 없었다.

　잠시 씨앗 방울을 불며 나비와 놀던 일을 멈춘 나는 이제 적당한 꽃을 자르기 위해 잔디밭을 들여다보며 꽃송이들을 물색하기 시작했다. 민들레꽃은 송이가 워낙 작은데다가 땅에 붙어 피어 있어서 잔디밭에 얼굴을 들이대고는 한 송이씩 들여다보아야만 했다. 그동안은 항상 선 채로 민들레를 내려다보거나 거리를 두고 바라보면서 그 색깔과 운집해 있는 무늬로만 보았을 뿐, 이렇게 가까이서 얼굴을 대고 제대로 들여다본 적은 없었다. 그러나 물 위에 동동 띄울 민들레꽃을 찾기 위해서는 잘 열려 있는 꽃송이만을 따야 하기 때문에 잘 들여다볼 수밖에 없었다.

　가만히 엎드려 민들레를 코앞에 두고 찬찬히 들여다보기 시작했다. 그건 바로 나와 민들레가 일대일로 만나는 순간이었다. 그 순간 나는 경악할 정도로 놀라지 않을 수 없었다.

　가까이서 들여다본 민들레꽃 한 송이의 모습은 그동안 내가 생각했던 것과 같이 보잘것없는 그런 모습이 아니었다. 빛나는 태양의 모습과 색깔을 꼭 닮은 민들레 꽃송이가 눈부신 태양을 향해 온몸으로 환희의 노래를 부르고 있는 것이 아닌가? 하나하나의 꽃잎은 완벽했고 완전하게 열린 순수하고 열정적인 그 모습은 무어라 표현할 수 없는 환상적인 아름다움 그 자체였다. 단지 그 크기가 작아 보이기는 하지만 가까이서 들여다보니 작기는커녕 오히려 장엄하고 화려한 아름다움까지 함께 지니고 있었다.

그동안 내게 민들레란 발 아래 어딘가 아니면 도로변 어딘가에 붙어서 보잘것없이 피어 있는 흔한 꽃이고, 이리저리 발에 밟혀도 특별하게 미안하다는 생각을 해본 적이 없는 그런 꽃이었다. 게다가 꽃꽂이를 할 때도 특별한 경우가 아니라면 자주 찾는 꽃도 아니었다. 백합이나 장미처럼 향이 짙어 나를 유혹하는 꽃은 더욱이나 아니었다. 발에 밟히기 딱 좋은 곳에서 땅에 붙어 쪼끄맣게 피는 꽃이니 일부러 내려앉아 보기 전에는 그곳에 있는지조차 모르고 지나치기 일쑤였던 꽃이 바로 민들레였다.

그런 민들레를 코앞에서 들여다보며 환상적인 모습을 보게 된 순간, 나는 충동적인 나의 소유 욕구가 목구멍까지 올라와 내 숨통을 막고 있는 것을 직통으로 대면하게 되었다. 꿀떡 침을 삼켰다. 그러고는 그 환희의 노래를 부르고 있는 샛노란 생명체의 목을 자르기 위해 가위를 들이대고 있는 나의 모습을 발견하였다. 지금까지 알지도 못하는 사이에 내 안에서 나를 조종하고 있던 원시적인 욕구의 얼굴을 정면으로 마주한 순간이었다.

욕구의 얼굴을 알아본 이상 욕구는 더 이상 나의 숨통을 막지 못했다. 욕구는 욕구라는 감정 자체로 온순하게 그 모습을 드러냈고 더 이상 나를 조종할 마력을 가지고 있지 않았다. 나는 조용하게 욕구의 모습을 있는 그대로 받아들였다. 그리고 조용하게 내려놓았다. 이제는 더 이상 그 욕구의 힘에 휘둘

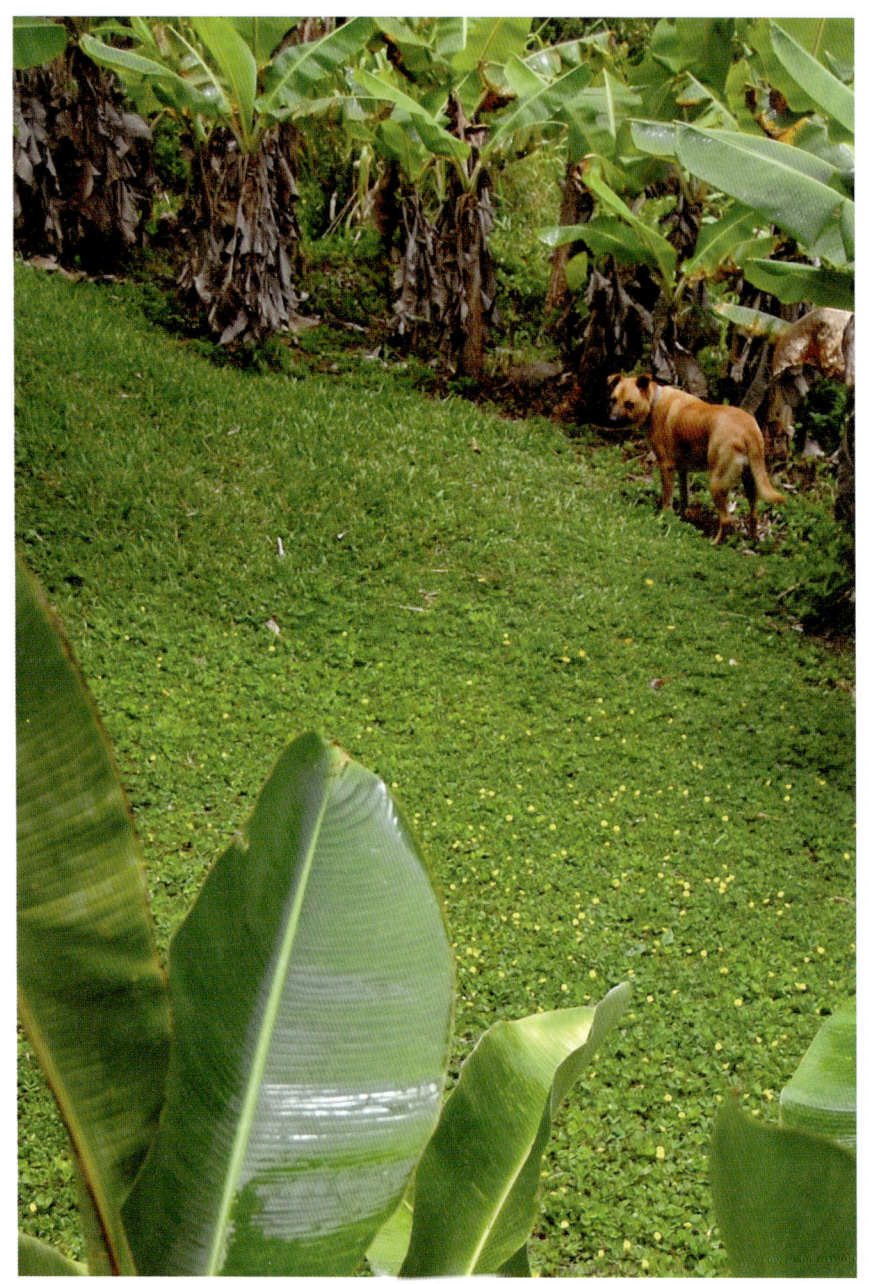

려 행동해야 할 이유가 없어진 것이다. 욕구는 욕구일 뿐, 선택은 이제 나에게 달려 있었다.

민들레 한 송이로 인해 나는 다른 차원의 의식 세계를 깨우치게 되었다. 욕구가 떠난 나의 내면은 그곳에서 민들레 꽃송이의 실체를 본 것이었다. 하늘을 향해 힘껏 피어 있는 작은 꽃 한 송이에서 천국의 모습을 보았고, 그 안에서 신神의 얼굴을 보았다. 완벽하고 아름다운 모습으로 우주를 반기며 온몸을 내맡기고 있는 그 천상의 존재를 마침내 내가 만난 것이었다.

민들레꽃 한 송이는 온전한 사랑 그 자체를 온몸으로 표현하고 있는 완벽한 생명체였다. 그리고 같은 하늘 아래 같은 땅에서 공존하는 나의 동반자였다. 이 커다란 우주의 은하계 속에서도 바로 이 한 자리에서, 이렇게 얼굴을 맞대고 바라볼 수 있는 아름다운 존재…… 민들레는 나와 하나였으며 내 가슴에 피어 있는 것 또한 바로 그 민들레였다.

나는 한순간에 와르르 무너졌다. 작은 민들레꽃 한 송이 앞에서 나의 자아가 한꺼번에 무너져버린 것이다. 이리도 완벽한 모습으로 이 땅에 피어나, 잠시, 그것도 아주 잠시…… 사랑의 온전함을 온몸으로 표현하는 이 소중한 생명체의 목숨을 내가 끊어버릴 자격은 털끝만큼도 없다는 것을 알게 되었다. 그리고 그동안 나도 모르게 내 안에 숨어 있던 욕구의 노예로서만 행동하던 내 자신의 오만함이 부끄러울 뿐이었다.

나는 그 자리에서 들고 있던 가위를 내려놓고 얼굴을 땅에 들이댄 채 울음보를 터트렸다. 이리도 아름답고 고고한 존재가 이리도 따스하고 환하게 나를 향해 웃고 있다는 것이 믿을 수 없이 고마웠다. 보면 볼수록 아름답고 성스러운 모습에 나는 합장을 했고, 완벽하게 그 앞에서 무릎을 꿇었다. 그리고 이마를 땅에 대고 공경의 표시를 했다. '당신은 나의 큰 스승이시오.' 하늘이 기뻐했고, 땅이 노래를 불렀다.

이날 이후 나는 수십 년간 열심히 공부해 온 화도를 접었다. 정확히 말해서 완전히 접은 것은 아니다. 아직도 교토의 절에서 내린 나의 화도 교수 간판은 눈에 잘 뜨이는 곳에 버젓이 걸려 있다. 단지 이제는 꽃의 목을 잘라서 꽃꽂이를 하는 일은 없어졌다.

무심코 꽃을 잘라 그 생명을 소유하기보다는 잠시라도 그 옆에 조용히 내려앉아 민들레가 부르는 환희의 노랫소리를 들으며 함께 정을 나누는 한 순간이 진정 아름다운 것이 아닌가 하는 생각을 한다. 하루 이틀의 극적인 삶을 위해 있는 힘을 다해 아름답게 피어오른 자그마한 민들레꽃 한 송이를 보며, 감히 그 소중함을 앗아갈 자격이 내게는 없음을 가슴으로 받아들인다. 그 대신 삶의 환희를 가르쳐주는 작은 친구에게 진정 고마운 마음을 나누고 싶을 뿐이다.

이제는 떨어진 꽃이나 부러진 꽃가지를 그냥 화기에 담아놓기도 하고, 막 지어 떨어지려는 꽃을 대화를 통해 허락을 얻은 뒤 찻상에 올려놓기도 한다. 그동안 화도에서 배운 법칙은 다 공중으로 날아갔다. 떨어진 꽃이 한 송이면 한 송이짜리 꽃꽂이가 된다. 꽃잎이 떨어져 있으면 물에 띄우고, 없으면 그냥 떨어진 이파리를 띄운다.

그리고 꽃이 보고 싶으면 내가 찾아가는 것으로 그 방법을 바꾸었다. 다리가 달린 자는 나이니 내가 가서 만나는 것이 자연의 도리가 아니겠는가? 존재 그 자체로 존재하는 꽃은 그 자리에 있는 것이 운명이며 그 이치이다. 그러나 나는 돌아다니라 하여 두 다리까지 받은 존재이니 하늘의 뜻이 그러한 걸 내가 따르는 것이 순리가 아니겠는가?

이젠 어디서든 꽃을 만나면 마음으로 인사를 드리고 나의 마음을 올린다. 민들레를 만날 때마다 큰 스승을 대하는 나의 공손한 태도를 잊지 않는다. 그리고 기회가 될 때마다 무릎을 꿇어 얼굴을 맞댄 뒤 안부를 전한다. 그때마다 하늘이 기뻐하고 땅이 노래를 부른다.

아침 산책길에서 만나는 온갖 풀꽃들이 떠오르는 태양을 향해 일제히 활짝 피어오르며 생명의 찬가를 부르는 순간, 그 아름다움의 목격자가 되는 것만으로도 마음이 벅차고 더할 나위 없이 감사할 뿐이다. 길지 않은 시간 동안 최고의 아름다움을 발하다가 사라져가는 그 꽃들을 내가 만나고 있다는 것은 경이로운 일이며, 그 순간 그 꽃들의 생명을 내가 중단시킬 마음은 조금도 없다. 오히려 피어오르고 있는 꽃들을 볼 때마다 지금도 가끔 목구멍까지 슬그머니 올라오려는 나의 소유 욕구를 정면으로 마주하며 부끄러운 마음에 빙그레 웃음만 지을 뿐이다.

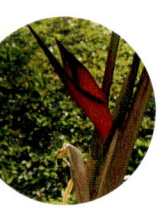

자연은 일부러 치장하지 않는다
그 무엇도 '나'라는 보석 별을 더 아름답게 할 수 없다

놀라우리만큼 모든 생명체들은 늘 자신이 가진 모습 그대로 아름답다. 자연은 주어진 법칙에 따라 순종하며 진정한 아름다움으로 언제나 완전하다. 자연적으로 창조된 우주 안의 모든 것은 어김없이 최고의 아름다움을 간직하고 있지만, 오직 인간만이 자신이 완전한 아름다움의 한 부분이라는 것을 믿으려 하지 않는다.

자신이 알든 모르든 그냥 있는 그대로 최고의 미美를 표현하고 있는 자연의 아름다움은 교만하지 않다. 우쭐거리지도 않으며 떠들어대며 뽐내지도 않고 자랑하지도 않는다. 자연은 일부러 치장하려 들지도 않는다. 그렇기 때문에 더욱 완전하게 아름답다. 단지 가지고 있는 모든 것을 있는 그대로 표현하고, 거짓 없이 소박하며, 그렇게 화려하다. 작고 미묘한 것들이나, 크고 장엄한 것들이라도, 서로 견주어 비교하지 않고 잘잘못을 가리지 않으며 살아있음의 완전한 아름다움을 마음껏 노래할 뿐이다.

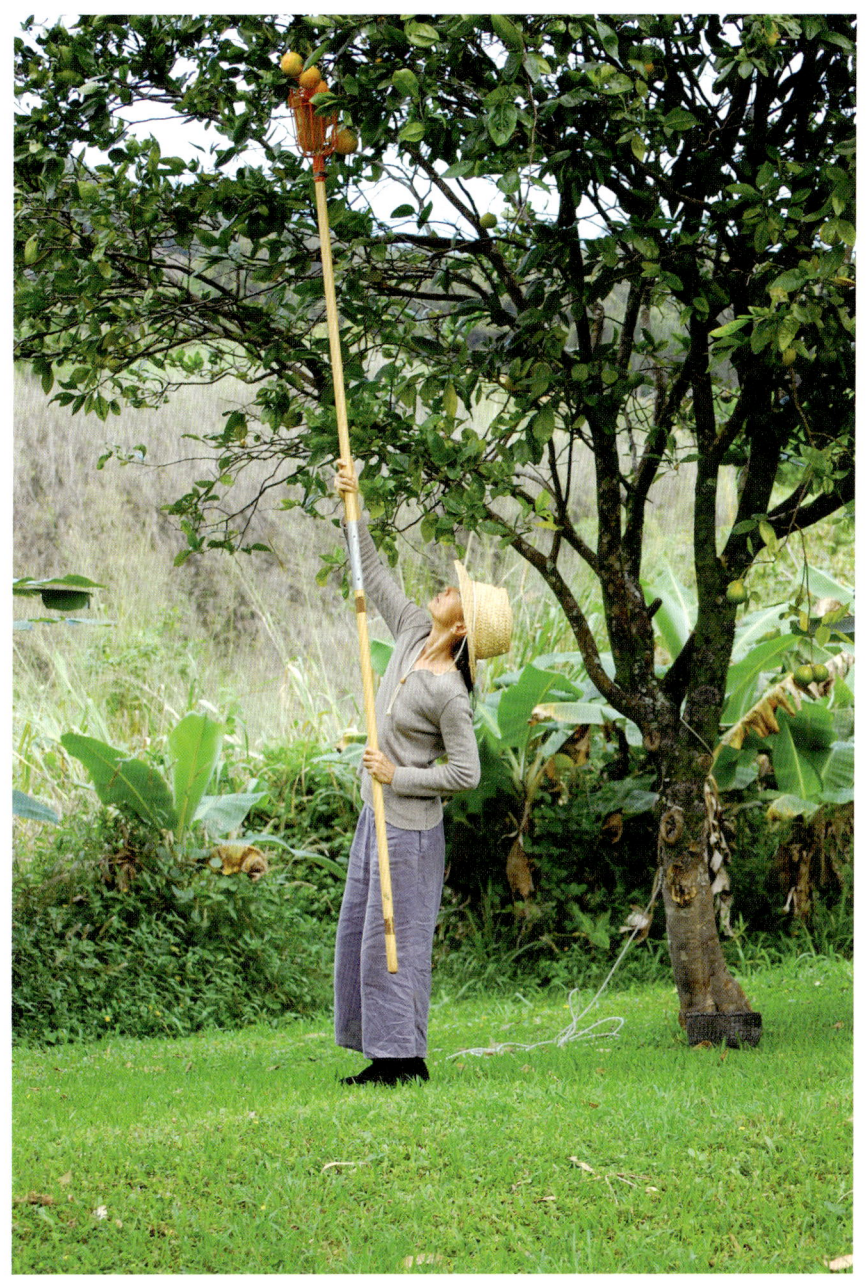

많은 시간 동안 사람의 나체를 스케치하고 그리는 일을 하다 보면 마침내 사람을 보는 눈이 달라지게 된다. 미대를 다닐 때 나는 한 번에 세 시간씩 일주일에 세 번 정도 최소한 3년 동안을 계속해서 나체를 들여다보며 그림을 그렸다.

여성 누드 모델을 중심으로 진행되는 신체 그리기 시간이 처음 시작되었을 때만 해도, 나는 우선 남학생들이 모여 있는 쪽을 피해 남들이 내 그림을 쉽게 들여다볼 수 없는 뒤쪽에 자리를 잡고 느긋한 마음으로 수업을 받곤 했다. 누드 모델은 스튜디오 중간쯤에 세워진 단 위에 불빛을 받으며 포즈를 취했고, 학생들은 자신이 원하는 장소에 자리를 잡고 앉아 30분 그리기를 비롯해 15분 그리기, 5분 그리기, 1분 그리기 등 다양하게 주어지는 과제를 소화해야 했다. 주어진 시간 안에 재빨리 그림을 그리기 위해서는 숨 쉴 수 없을 만큼 빠른 동작으로 손을 놀리면서 정신을 집중하지 않을 수 없고, 옆에 있는 다른 학생이나 벌거벗은 모델에 대한 생각을 할 겨를이 없어진다. 스튜디오를 거닐며 계속해서 학생들에게 더욱 깊은 집중력을 요구하는 교수님은 인정사정없이 학생들을 다그쳤다.

"이렇게 멀리 앉아서 뭘 보겠다는 건가?"

"흐르는 선을 보지 못하고 있잖아!"

"빛, 빛, 빛, 빛이 어느 쪽으로부터 피부에 와 닿는지 보이지 않아?"

이쯤 되면 뒤에 앉아 눈치를 보며 잘 그려봐야겠다는 생각은 단번에 사라져버리고 만다.

우선 빛과 모델을 가장 잘 볼 수 있는 가까운 곳으로 자리를 옮긴 다음,

주어진 긴 의자에 말을 타듯 올라앉아 자유롭게 몸을 움직일 수 있도록 자세를 잡는다. 정면에 있는 물소를 잡기 위해 숨을 죽이고 잠복해 있는 아프리카 벌판의 야생 사자와도 같은 공격 자세로 들어가야만 한다. 물론 옆에 누가 앉아서 무슨 생각을 하는지는 이미 안중에도 없을 뿐만 아니라 내가 알 바도 아니다.

주어진 그리기 시간이 짧아지면서 "3분, 시작!" 하는 교수님의 한마디와 함께 쥐 죽은 듯이 조용하던 실내는 누런 종이에 목탄 닿는 소리만 한참 동안 들린다. "오케이, 다음!" 하는 교수님의 사인에 일제히 그린 종이를 들어내는 소리가 들리고, 이내 모델은 자세를 바꾸면서 다시 숯 연필 긋는 소리만 연달아 이어진다. 감히 누구 하나 눈을 돌려 잡담을 하거나 다른 생각을 할 수 있는 순간은 아예 존재하지 않는다.

조금 더 여유를 갖고 생각하면서 그리면 더 잘 그릴 수 있을 것 같다는 생각이 들지만, 그 잘 그리려고 생각하는 정신 상태는 금물이며 허용되지 않는다. 잘 그리든 못 그리든 우선 자아의 판단력을 앞질러서 본질로 접근하기 위해서는, 사냥을 하듯 정신을 집중한 뒤 때를 놓치지 않고 재빨리 공격을 해야 하기 때문이다.

얼마 후 밝은 빛 아래에서 나체로 자세를 잡고 있는 모델은 더 이상 벌거벗은 젊은 여성이 아니라, 빛이 구르고 흘러내리는 표면에 우아한 굴곡과 부드러운 선으로 연결된 신비의 물체가 되며, 날이 갈수록 나의 눈은 그 경이로운 아름다움을 발견하고 거기에 빠져들어 간다.

그때까지만 해도 나는 인간이 지닌 신체적인 아름다움에 대해 깊이 생각해 본 적이 없었다. 잡지나 광고 등 미디어를 통해 알려진 신체의 아름다움을

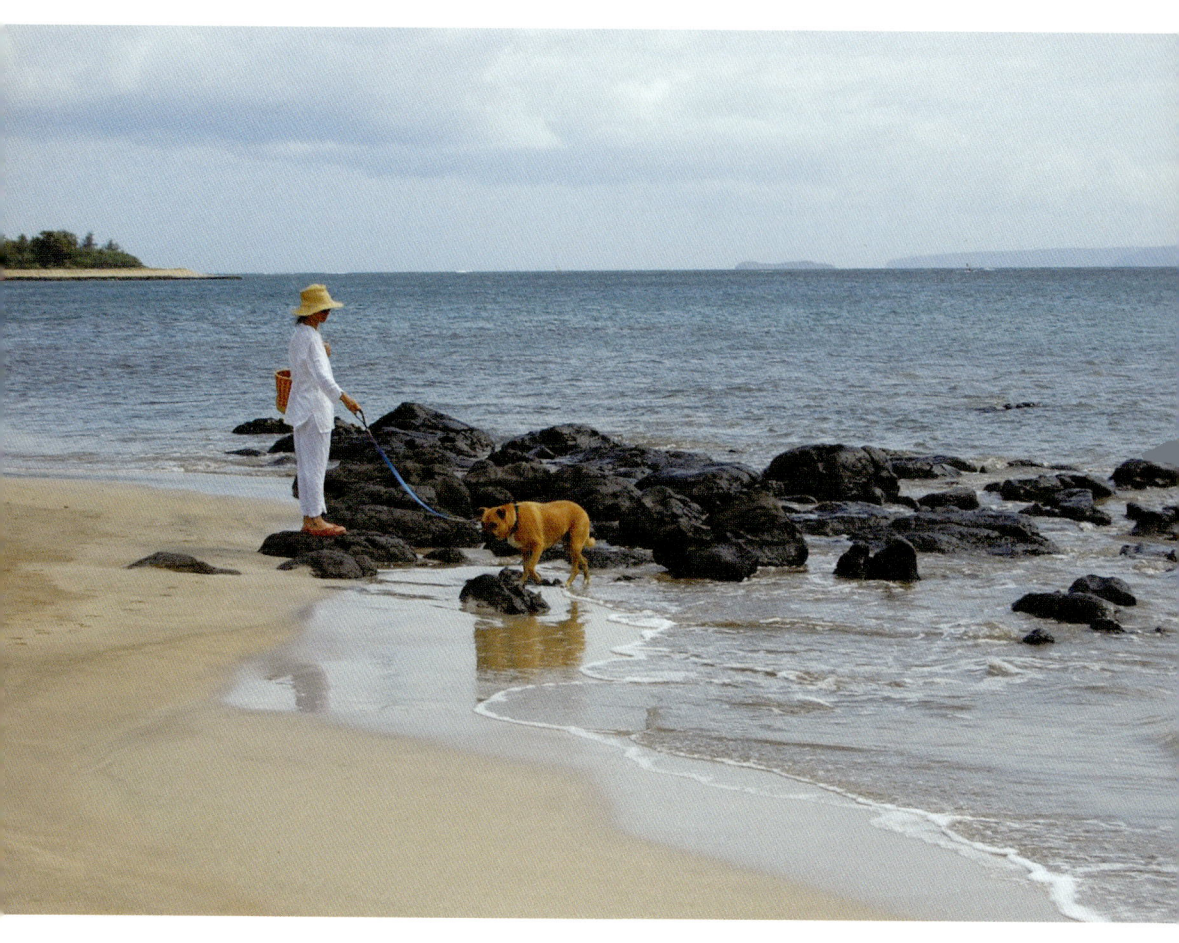

당연한 것으로 받아들이고 있었다. 철 따라 변하는 유행으로 옷을 차려입고 특이하고 값비싼 장신구들로 장식하는 것 또한 가장 아름답게 보이는 적합한 방법이라 적당히 믿고 있었다. 그러나 날이 갈수록 내가 의심 없이 믿고 있던 그 완벽한 사실들이 서서히 흔들리기 시작하면서, 나는 인간의 몸이 가지고 있는 아름다움이 전혀 다른 곳에 있다는 사실을 깨우치기 시작했다.

빛과 함께 모습을 드러내는 우아한 선의 아름다움, 그리고 정교한 살갗 아래서 뼈마디들이 연출하는 강건하면서도 부드러운 굴곡들, 꺾어지듯 떨어지는 목덜미에 드리워진 그림자의 모습, 숨 쉴 때마다 다소곳이 떨리듯 움직이는 몸통과 그 위를 구르듯 흘러내리는 빛의 채도, 지나치게 번쩍이지 않는 풀잎 같은 피부, 그리고 그곳에 그려진 크고 작은 갖가지 문양과 그것들의 미묘한 색상……

남성 누드가 여성 누드에 비해 힘 있고 강렬한 선들로 가득 차 있다면, 태양과 바람에 닮은 여든 살 노인의 누드는 형용할 수 없는 아름다운 선들로 가득 채워진 화선지 같았다. 마디마디 시간이 창조한 역사와 이야기가 기록되어 있고, 깊고 낮은 가느다란 선들마다 아름다운 인생의 시詩가 신을 향한 애절한 기도문처럼 새겨져 있었다. 빛을 뿜어내기도 하고 빨아들이기도 하는 굴곡의 표면에서는 자연의 섭리와 진실의 노래가 흘러나오고 있었다. 영혼의 창이라 불리는 눈동자, 그 안에 깃든 신비한 우주의 비밀스런 자태도 차츰 내 눈앞에 모습을 드러내기 시작했다.

나는 그 당시 내가 발견하고 있던 인간의 아름다운 모습에 엄청난 자극을 받았다. 특히 시간과 경험만이 창조해 낼 수 있는 노인의 보석 같은 아름다움을 보며 그 경이로움에 숙연해지지 않을 수 없었다.

학교를 졸업할 무렵부터 나는 내가 가지고 있던 사치스러운 물품들을 정리하기 시작했다. 피터 팬을 연상시키던 명품 의상은 물론 값나가는 수많은 옷들이 내 옷장에서 후련하게 빠져나갔다. 그중에서도 가장 눈에 띄게 정리된 것은 이곳저곳 가득 쌓여 있던 화려한 신발들이었다. 대개 끝이 뾰족하고 굽이 높은 신발들이었다. 그것에 나의 발을 구겨서 끼워 넣고는 뒤뚱거리며 걷고 싶은 마음이 없어진 것이다. 정교한 뼈마디로 이어진 아름다운 나의 발이 죄인처럼 졸라 매인 채 갖은 고통을 겪어내야 하는 상황을 더 이상 지속하고 싶은 마음이 없어진 것이었다.

그것이 남의 눈을 위해서였든 내 자신을 위해서였든 그렇게 내 몸에 고통을 가해가면서 얻어야 했던 엉뚱한 아름다움의 관념으로부터 마침내 자유로워졌으며, 나의 발 또한 화려함을 선전하는 그 구두들로부터 해방이 된 것이다. 그리고 내 자신을 더욱 빛나고 아름답게 하는 물건들이라 믿으며 은밀하게 꺼내어 몸을 장식하던 귀중품들도 하나씩 둘씩 모두 원하는 사람을 찾아 나누어 주기 시작했다. 몸과 마음이 한결 비워지는 것을 실감할 수 있었다.

지구의 깊숙한 안쪽을 헤쳐서 난폭한 방법으로 캐낸 뒤 인위적으로 깎아낸 그 보석들이 나를 빛내는 것이 아니라 내 자신이 바로 그 보석이라는 사실에 눈을 뜨게 되었고, 이 세상의 어떤 것도 살아서 숨 쉬며 빛을 발하는 '나'라는 보석 별을 더 아름답게 할 수 없다는 것을 깨닫게 되었다. 단지 그것들은 채워질 수 없는 내 마음속의 허함과 가난함을 부채질하고 끝내 만족하지 못할 내 욕구의 상징이며, 진실을 가리고 나의 모습에 혼란을 야기하는 쏘개진 지구

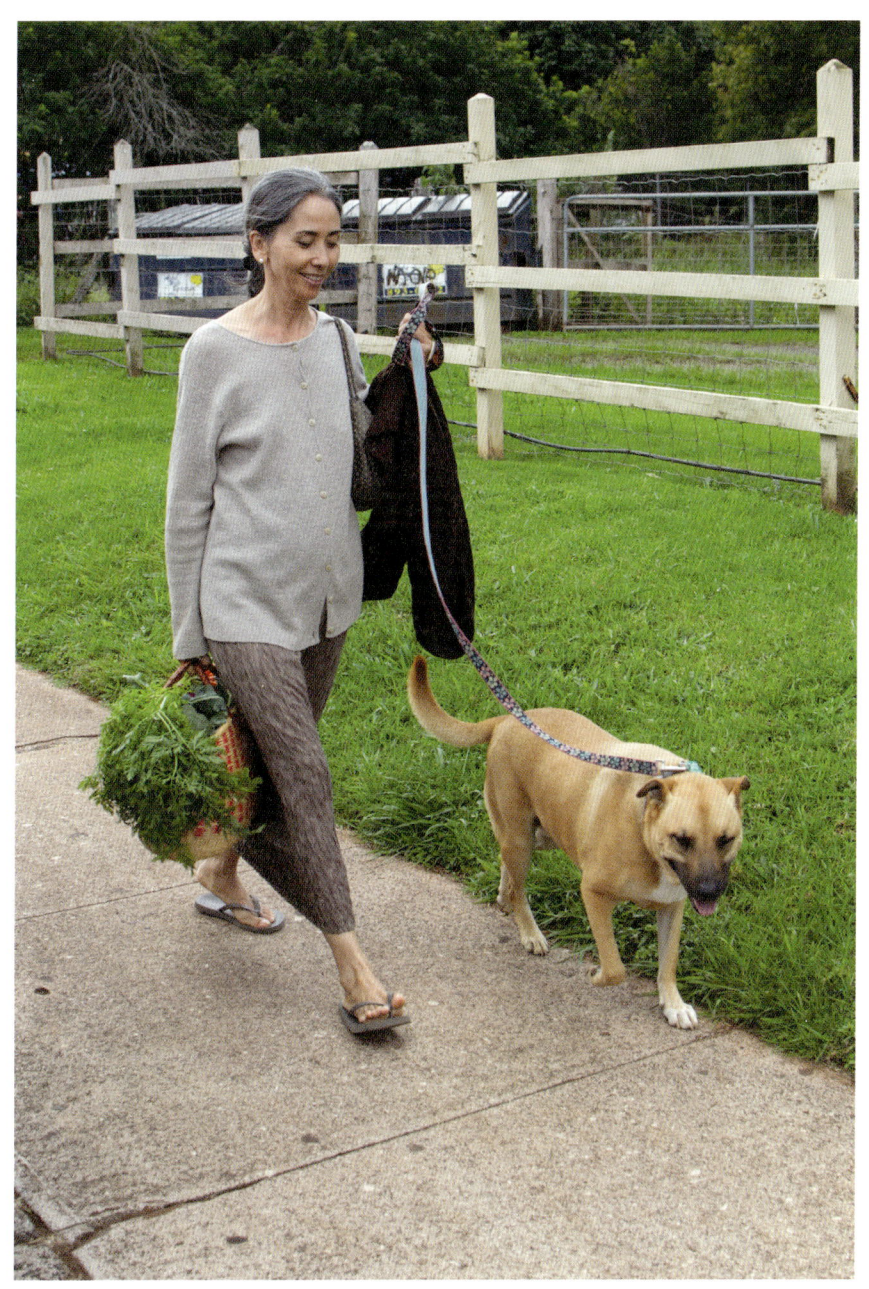

의 한 부위일 뿐이었다.

　　옷이나 보석에 신경 쓰는 일이 줄어들자 시간적으로나 정신적으로 생활에 많은 여유가 생기기 시작했다. 우선 옷장 앞에 서서 무슨 옷을 입을까 생각하며 길게 고민을 할 필요가 줄어들었고, 그것에 맞는 액세서리를 고르는 일에 스트레스를 받을 필요도 없어졌다. 외출을 해야 할 일이 생기면 그날의 날씨에 맞추어 몸을 보호할 수 있는 자연적인 옷으로 간단하게 챙겨 입을 수 있으니 미리부터 수선을 피우지 않아도 되고, 머리도 일부러 멋을 부릴 필요가 없으니 자연적으로 놓아두고 날씨에 따라 그날그날 처리를 하면 그만이다.

　　게다가 쉽게 짐을 싸서 훌쩍 여행을 떠나기가 여간 쉬워진 것이 아니었다. 언제 어디를 가든 소매치기나 도둑을 걱정할 필요가 없어서 사고를 당할 위험이 적어졌으며, 때문에 나의 행동은 무한정 자유로워질 수 있었다. 금전적으로도 훨씬 경제적인 생활이 된 것은 말할 것도 없다. 쇼핑을 하기 위해 이곳저곳 늘 바쁘게 쏘다녀야 했던 많은 시간들이 내 자신의 내면적인 발전을 위해 쓰이기 시작했다.

태어난 모든 것은 땅으로 돌아가리니
플루메리아 꽃을 보며 우리 자신의 행로를 기억하다

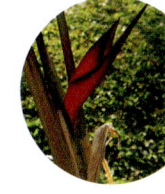

　7월, 하이쿠 오두막 뒤뜰에는 플루메리아 꽃 향기가 그득하다. 5월 말경부터 잎도 나기 전에 꽃망울을 맺기 시작하더니 이제 온통 꽃망울을 터뜨린 것이다. 손가락마냥 굵다란 가지 끝마다 짙은 향기를 지닌 도톰한 꽃들이 여남은 송이씩 무더기로 피어오르는 모습을 보면 참으로 소담스럽다는 생각이 든다.

　플루메리아 꽃은 그 모습이 적당히 화려하면서도 또 소박해서 하와이 여인네들이 가장 즐겨 머리에 꽂는 꽃이다. 손을 대지 않아도 바람만 불면 툭툭 떨어져 내리는 플루메리아 한 송이를 주워 머리에 꽂으면 순식간에 조촐한 행복감에 휩싸인다. 시중에서 파는 짙은 향수 냄새와는 비교할 수 없을 정도로 고운 향내가 화사하게 몸 주변을 감싸고돌아 더욱 그렇다.

　여인네들은 이 꽃을 꽂으며 자신의 마음속에 사랑하는 이가 있는지 혹은 사랑을 구하는지 은밀히 표현하기도 한다. 심장이 자리하는 왼쪽 가슴에 이 꽃을 꽂았을 때에는 사랑하는 이가 있다는 뜻이 되고, 오른쪽에 꽂았을 때는 아

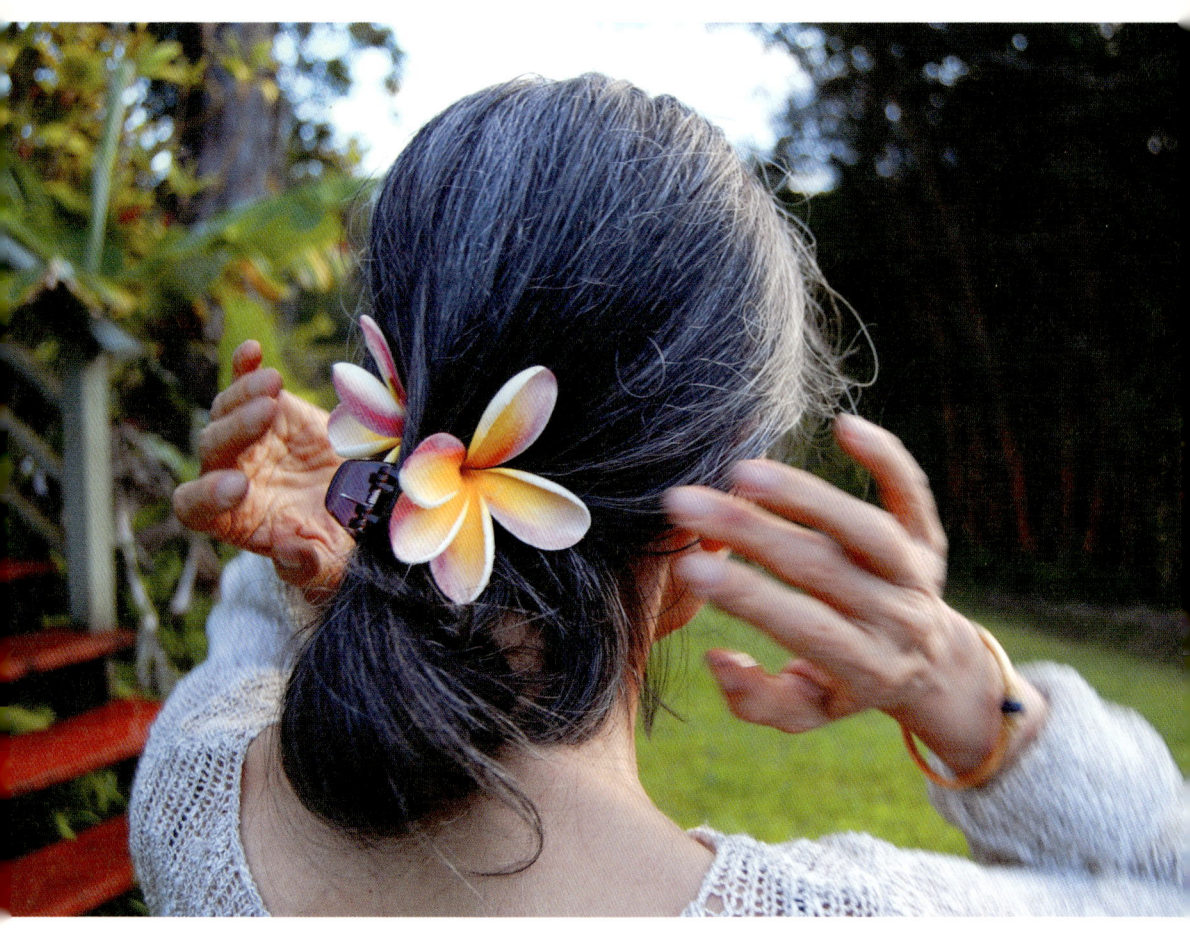

직 사랑을 나눌 이가 없다는 뜻이 된다.

　　내가 지난 7년 동안 살아온 마우이 섬은 플루메리아 꽃나무가 유난히 많은 곳이다. 한국의 시골집에 흔히 대추나무나 감나무가 있듯이 이곳에는 집집마다 플루메리아 나무가 있다. 과일이 열리는 나무가 아님에도 사람들은 누구나 플루메리아 꽃나무를 뜰에 심는다. 플루메리아 나무는 다른 열대성 식물과는 달리 해마다 겨울에는 동면에 들어가는 나무여서 네댓 달은 오로지 가지만 바라보고 있어야 한다.

　　그러나 봄이 되면 가지에서 작은 꽃봉오리가 얼굴을 내밀고 그 뒤를 이어 새파란 이파리들이 뾰족하게 솟아오른다. 얼마 가지 않아 꽃봉오리가 터지면서 나비 같은 모습을 한 다섯 개의 꽃잎이 일제히 하늘을 향해 피어나고 그 향내가 주변을 진동한다. 동편으로부터 불어오는 무역풍이 꽃향기를 싣고 퍼져나가면 숨을 쉴 때마다 가슴 깊숙이 그 달콤함이 스며들어 삶의 충만함을 실감케 한다.

　　가는 곳마다 플루메리아 꽃이 피어 있는 마우이 섬이 세계적인 휴양지이자 관광 명소로 잘 알려져 있다는 것을 모르는 사람은 거의 없다. 신나는 여름 휴가나 겨울 휴가를 위해서 세계 각지에서 수없이 많은 사람들이 이곳으로 모여든다. 사랑하는 연인들이 사랑을 나누기 위해 찾아오는가 하면, 낭만적인 결혼식과 신혼 여행을 위해서 많은 신혼 부부들이 찾아와 사랑을 언약하기도 한다. 게다가 파도를 타는 젊은이들이나 다이빙을 하는 이들이 자신의 특기를 뽐내려 세계 각지에서 몰려온다. 과히 삶의 축제장이라 일컬을 수 있는 곳이 바로 이곳이다.

그러나 그것보다도 한결 더 중요한 단면이 이 섬 안에 조용히 공존한다. 병든 몸과 상처받은 마음을 치유하고자 세계 각지에서 몰려드는 사람들의 모습이 바로 그것이다. 그뿐만이 아니다. 자신의 마지막 날들을 준비하고 죽음을 맞기 위해 이곳으로 오는 사람들도 적지 않다. 따끈한 남국의 태양이 빛나는 외딴 군도에서 꽃향기를 맡으며 조용히 생을 마감하려는 것이다.

한편에서는 젊음의 향연과 삶의 축제가 벌어지고 있고, 다른 한편에서는 치유의 의식이 진행되며 죽음에 관한 미팅과 강의가 열린다. 명상과 요가는 이런 이들의 필수 일과에 속해 있다. 여러 종교의 성전과 사찰이 곳곳에 자리하고 있으며, 자연 치유를 주로 하는 의사들의 사무실이 즐비하기도 하다.

그런가 하면 신선한 채소를 기르는 텃밭 농사가 성행하고 7일장에서는 농산물이 불타나게 팔리며 동네의 유기농 가게가 발 들여놓을 틈 없이 늘 붐비는 곳이 또한 이곳이다. 이곳에 치유의 목적으로 들어온 사람들은 거의 대부분 자신들만의 특별한 식단을 가지고 실천하며 살아간다. 대부분 채식주의자들인데, 그 가운데는 가공 식품은 물론 동물이나 생선 그리고 유제품은 전혀 섭취하지 않는 비건주의자, 익히지 않고 싱싱한 음식만 먹는 생식주의자, 혹은 열매나 과일만 먹는 열매주의자도 많고, 밀가루 음식은 아예 손도 안 대는 사람이 태반이다.

윗동네에 사는 빨간 머리 말리사 역시 그런 사람 중 하나이다. 미국 애리조나 주에서 건축 청부업을 하던 그녀는 마흔 살이 되기도 전에 얻은 퇴행성 관절염으로 온몸의 마디마디가 심하게 부어올랐고, 온갖 알레르기 증상에 고치기 어려운 자가 면역 질환까지 겹쳐 심각한 상태였다. 살기 위해 모든 것을

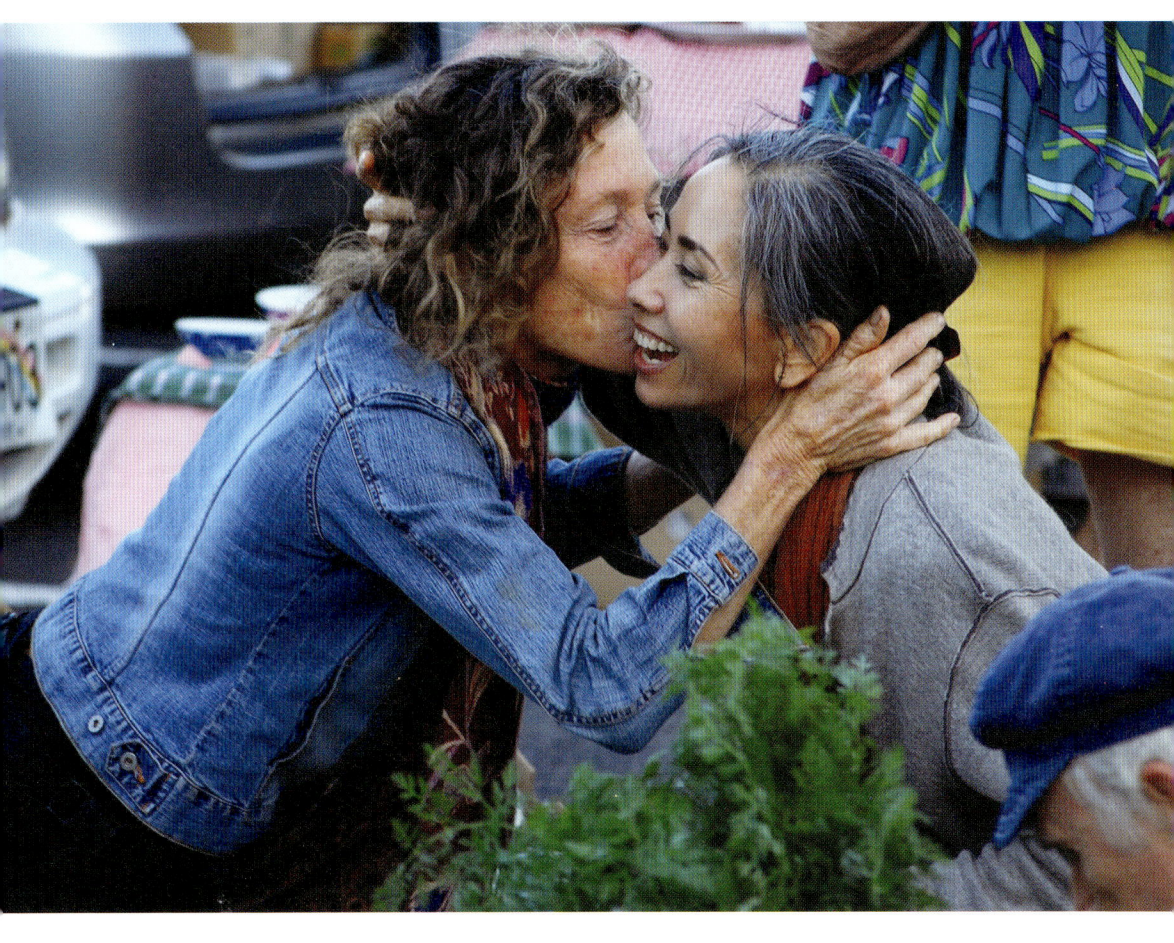

바꾸지 않으면 안 되는 급박한 상황에서 그녀는 이곳을 선택했다. 지금 그녀는 이곳 산기슭에 붙은 단칸짜리 오두막을 빌려 살며 땡볕 아래서 텃밭을 가꾼다. 생식 위주의 철저한 비건주의자로 극히 단순한 삶을 살아가고 있다. 가끔 마주칠 때마다 안부를 물으면 건강이 많이 좋아지고 있다며 불뚝한 손가락을 내밀어 자랑하곤 한다.

이곳 윗동네나 북부 해변에는 말리사처럼 삶의 모든 것을 접고 떠나온 뒤 그날그날만을 위하여 단순하게 살아가는 사람들이 상당히 많다. 문명의 혜택은 안중에 없이 어떤 이는 어디를 가건 자전거로만 이동하는가 하면, 어떤 이는 아예 자동차를 없애고 걸을 수 있을 때까지 걷다가 남의 차를 얻어 타고 다니기도 한다. 자연 섬유로 지은 단순한 옷을 입고 음식점은 거의 이용하지 않는 것도 이들의 한 가지 특징이다.

이런 이들은 이른바 정상적인 사회 생활을 완전히 포기하고 떠나온 사람들로 새로운 곳에서 자기 나름의 삶의 방식을 찾기 위해 애써 노력한다. 개중에는 나름대로 치유 방법을 터득하여 조금씩 건강을 되찾아가는 사람들이 있는가 하면, 그렇지 않고 때가 되어 서서히 시들어가는 사람들도 눈에 띈다.

아랫동네에 가면 티베트 사원이 있고 공들여 지어놓은 아름다운 수트파(탑)가 있다. 그리고 그 주변에는 티베트 불교를 공부하는 사람들이 모여 산다. 스캇이란 남자도 그곳에 살면서 평일에는 사원 옆 커피숍에서 일을 했다. 몸에 수십 개의 크고 작은 문신들이 새겨져 있는 그는 뇌종양을 앓고 있었다. 작은 체구에 삭발을 하고 늘 맑게 반짝이는 파란 눈동자를 굴리던 그는 누구를 만나건 즐겁고 친절하게 말을 걸곤 했다.

오십대 중반이었던 그는 자신이 위험한 수준의 뇌종양을 갖고 있다는 사실을 아주 잘 알고 있었다. 그러나 그는 이곳에서 내가 만난 누구보다도 밝은 모습을 하고 있었다. 햇볕을 사랑했고, 바람에 몸을 맡기며 신나했다. 그와 대화를 하고 나면 뭔지 모르게 나에게도 좋은 일이 생길 것만 같았다.

수년전 뇌종양 진단을 받았던 그는 삶에 매달려 걱정하고 애원하기보다는 오히려 짧지만 자신이 살고 싶어 하던 삶을 사는 쪽을 택해서 이곳에 왔노라고 했다. 그는 지난날의 삶의 방식을 완전히 포기하고, 그동안 마음속으로만 그리며 가고 싶어 하던 곳들을 한 군데씩 찾아서 여행하기 시작했다고 한다. 한 군데 여행을 마치면 그곳을 기억하기 위해 자기 몸에 하나씩 문신을 새겨 넣었다. 이제 그는 긴 여행을 끝내고 자신의 마지막 행선지인 이곳 마우이 섬에 도착한 것이다. 그리고 이곳에서 마침내 자신의 마지막 순간을 맞이한 것이다.

지금도 그가 일하던 커피숍 창문 한 구석에는 그의 얼굴이 문신처럼 새겨져 있다. 그 앞을 지날 때마다 아직도 그의 웃는 소리가 들리는 듯해 나는 걸음을 멈추고 안을 들여다보곤 한다. 이제는 그 대신 긴 머리를 틀어 올린 나이 어린 여자가 무표정한 얼굴로 손님들에게 커피를 만들어주고 있다. 전과는 달리 유난히 안이 침침하고 어두워 보이는 것은 나의 착각일까?

'나는 누구인가? 어찌하여 이곳에 태어났으며, 어디로 가고 있는 것인가?' 지극히 근본적인 이런 질문들은 그동안 적지 않은 사람들에게 깨우침을 주는 동기가 되었다. 그러나 그보다 더 많은 사람들은 순간적인 쾌락을 추구하면서 열정에 마음을 불태우고 분주하게 삶을 살아가는 데 더 마음을 쏟고 있다. 적어도 이렇게 바쁘게 사는 동안만은 그와 같은 근본적인 질문에 일부러 마

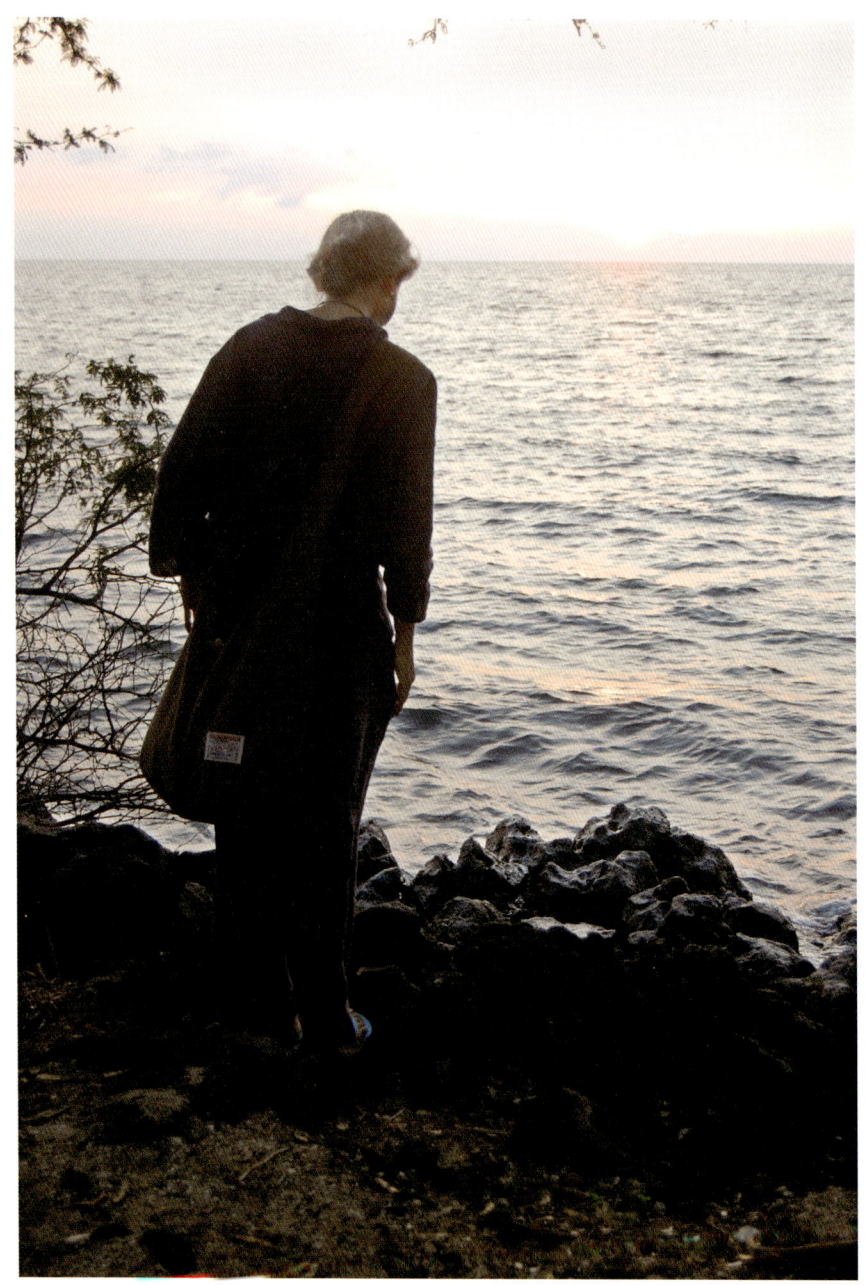

음을 써야 할 필요를 느끼지 않는 사람들처럼. 오직 말초 감각 기관이 요구하는 끝없는 욕구들을 충족시키면서 무언가 정해진 듯한 목표를 향해 치달려가는 것이 당연한 대세이다.

그러나 어떤 동기에 의해서 몸과 마음이 자연의 흐름과 엇갈리고 그로 인해 고통을 받기 시작하면 문제가 달라진다. 자신감에 빠져 있던 자아는 이내 불안감에 휩싸이고, 마음속에는 어두움이 그림자처럼 드리워지면서 우울함이 자리 잡는다. 그래도 '설마……' 하고 버텨도 보고 어떻게 해서든 그 고통에서 벗어나려고 애도 써보지만, 그러면 그럴수록 그와 같은 자아의 노력은 다시 단순한 욕구를 충족시키는 데 집착하게 되고 이는 또 다른 고난으로 모습을 바꾸어 다가올 뿐이다.

'자아ego'의 이기적인 욕구는 자신을 자연의 흐름에서 떼어놓고, 이는 진정한 의미의 치유를 가로막는 결과로 이어진다. 진정한 의미의 치유란 몸과 마음이 우주의 기운과 함께 자연스럽게 흐를 때 일어나는 일이기 때문이다. 하지만 자아는 자부심이란 감정으로 군림하면서 자신의 세력을 굳히려고 한다. 자만감과 그에 따른 불안감, 초조감과 고통이 뒤를 따르게 되는 것은 피할 수 없는 현상이다.

그런 '자아'에 비해 진정한 '자신Self'은 누구도 범할 수 없는 영역 안에서 묵묵히 자연의 흐름을 따라 살아가는 삶의 순수한 목격자이다. 순간 안에서 침묵으로 깨어 있을 뿐, 옳고 그름을 가리지 않는다. 무언가를 이루려 애쓰지도 않고 저항하지도 않는다. 오직 존재 그 자체를 위해 온전히 존재할 뿐이다.

우주의 모든 것은 한번 태어나면 그때부터 서서히 시들어 사라져간다.

그것은 변하지 않는 자연의 이치이다. 그 이치는 인간인 우리에게만 적용되는 것이 아니다. 행성이나 우주 자체의 운명에서부터 인간을 포함한 모든 동식물, 그리고 작게는 모기나 파리에 이르는 아주 작은 미생물체까지 그 누구 하나 이 법칙에서 벗어나는 일이 없다. 이렇게 우리 모두는 같은 운명을 가지고 살아가는 공동 운명체인 것이다. 그 때문에 생명은 어느 누구의 것을 막론하고 모두 아름답고 소중하다.

얼마 전 마우이로 이주해 온 말기 암 환자의 이야기를 들은 적이 있다. 윈드서핑을 좋아하던 그는 매일같이 바다에 나가 서핑을 즐겼다고 한다. 그러고는 매일매일 좋아하는 이들을 한 사람씩 만나 사랑과 감사의 작별 인사를 고했다고 한다. 강렬한 석양이 이글거리며 타오르던 어느 날 저녁, 그는 홀로 윈드서핑을 하며 잔잔한 해변을 떠나 석양을 향해 나아갔다고 한다. 그리고 타오르는 남국의 석양 속으로 사라져갔다고 한다. 그날 이후 아무도 그를 다시 본 이가 없다고 들었다.

가는 곳마다 플루메리아 꽃들이 뚝뚝 떨어져 있다. 떨어져 있는 꽃잎의 모습이 너무나 애틋해서 행여나 발에 밟힐까 조심스럽다. 끊임없이 피어나기만 하는 아열대 지방의 꽃나무들 가운데 유독 혼자서만 이파리를 다 떨어뜨리고는 죽은 듯이 겨울을 지내는 플루메리아의 자태를 대할 때마다 나는 자연의 섭리를 확인하곤 한다. 그리고 새로 태어나는 연한 꽃잎을 보며 재생의 신비함을 체험한다.

아마도 이런 미묘함과 애틋한 아름다움을 가진 꽃이기에 여인네들이 이 꽃을 더 좋아하는 것은 아닐까? 한번 태어난 모든 것은 다시 땅으로 돌아간다는 단순한 진리를 해마다 몸으로 보여주며 잠깐씩 다시 피어나 한여름 날의 환희를 노래하는 플루메리아를 볼 때, 우리는 그 꽃잎으로 머리를 장식하며 우리 자신의 행로를 기억하려는 것인지도 모른다.

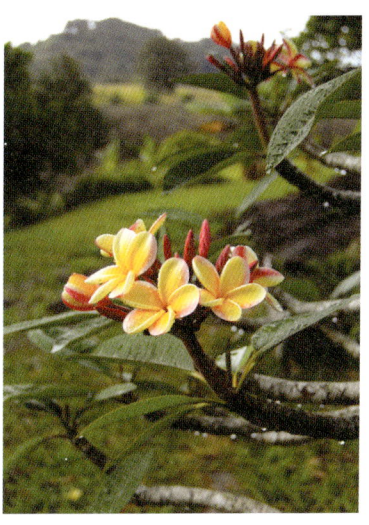

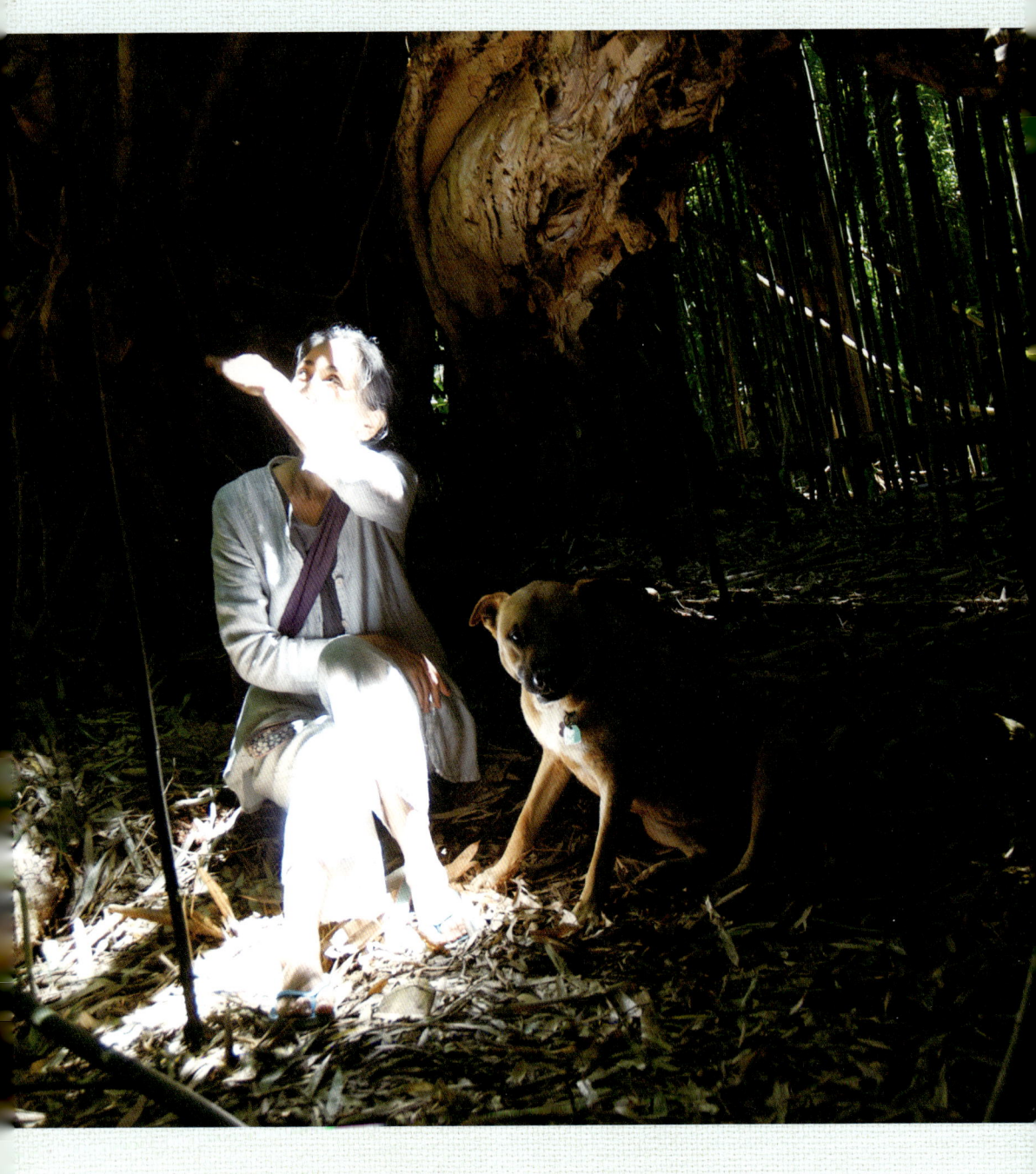

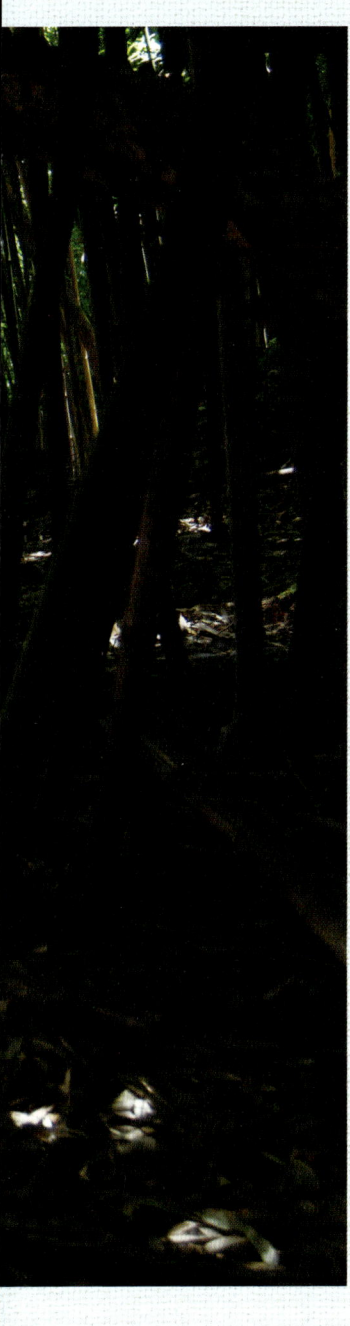

PART 2

명상, 몸을 해하는 감정에서 벗어나는 길

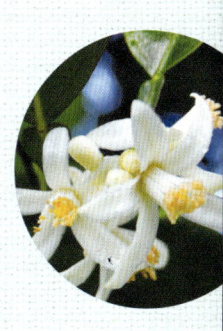

모든 것은 그저 끊임없이 흐르고 변화할 뿐이다. 마음을 비운다는 것은 그 변화하는 우주의 섭리에 자신을 맡기는 일에 불과하다. 그리고 그 흐름과 변화를 침묵 안에서 지켜보는 것이다.

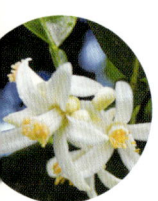

고요할 때만 보이는 것들
'순간' 속에서 '영원'을 깨닫게 하는 경이로운 자연

아직 동이 트지 않은 새벽녘쯤 갑자기 방이 훤히 밝아지는 느낌이 들어 눈을 떠보니, 유칼립투스 나뭇가지에 걸쳐진 둥근 달빛이 서쪽으로 난 창문 안으로 하얗게 부서지며 넘쳐 들어오고 있었다. 아직 꽉 차지 않은 모습을 보니 이틀 정도 뒤면 보름이 될 듯싶었다. 눈이 부실 정도로 방 안에 가득 들어와 있는 달빛에 취해 몽롱해지는 찰나, 이내 쏴아 하는 소리를 내며 동쪽으로부터 새벽 비 몰려오는 소리가 들렸다.

얼른 자리에서 일어나 발코니 쪽으로 난 미닫이 유리문을 열고 밖을 내다보았다. 습기 찬 새벽 공기가 시원하게 코끝에 와 닿았다. 멀찌감치 내려다보이는 언덕배기에 뿌연 안개가 자욱하게 드리워져 있는 것이 하얀 달빛에 반사되어 환히 내다보였다.

달의 위치를 보아 내가 서 있는 어디쯤엔가 틀림없이 달 무지개가 떠 있을 듯한 기분이 들었다. 달 무지개는 밤에 뜨는 무지개를 말하는데, 이곳에 살면서 몇 번 본 일이 있어 혹시나 하고 둘러보았지만 정작 눈에 뜨이지는 않았다. 달 무지개는 낮에 뜨는 무지개와는 달리 너무 가까이 있으면 잘 보이지 않는다. 적당하게 멀찌감치 떨어져 있을 때에만 그 신비스런 모습이 아련하게 눈에 들어온다. 은은한 빛깔을 머금은 채 검푸른 밤하늘을 배경으로 꿈같이 드리워지는 달 무지개는 마음이 맑고 고요한 사람의 눈앞에만 그 모습을 드러낸다는 이야기가 원주민들 사이에 전해진다.

마음이 맑고 고요할 때만 눈앞에 그 모습을 드러내는 것이 어찌 달 무지개뿐이겠는가. 바람이 살랑이며 스쳐갈 때마다 가늘게 잎을 떠는 풀잎의 표정도 그렇고, 대수롭지 않게 움푹 파인 흙구덩이의 고인 물 안에 소담하게 담긴 달빛의 모습도 그렇다. 바쁜 생활 속에서 정신없이 서두르며 행동하는 이의 눈에는 쉽게 뜨일 리 없는 하찮은 것에 불과하지만, 마음이 잔잔하게 깨어 있는 이의 눈에는 무심히 지나치지 못하는 소중한 진경眞境들이다.

이런 작은 진경들이야말로 우리의 삶을 진정으로 윤택하고 아름답게 정화시켜 주며, '순간' 안에 있는 '영원'이란 개념을 깨닫게 해주는 경이로운 자연의 이변들이다. 그러나 우리는 늘 먼 곳에서 값비싸고 진귀한 것들을 찾아 행복해지려고 쉴 새 없이 노력한다. 진정 아름답고 소중한 것들은 결코 먼 곳에 있는 것이 아니다. 늘 가까운 곳에서 무한하게 존재한다. 그 때문에 생각 없이 쉽게 지나쳐버리기가 일쑤다.

분주한 마음으로는 진실을 볼 수 없다. 아무리 아름다운 것들로 둘러싸여 있어도 그것을 알지 못한다. 잔뜩 흙탕물이 인 연못의 물을 가라앉히듯 마음을 잔잔하게 가라앉혀야 한다. 단순히 자리에 내려앉아 호흡에 초점을 맞추고

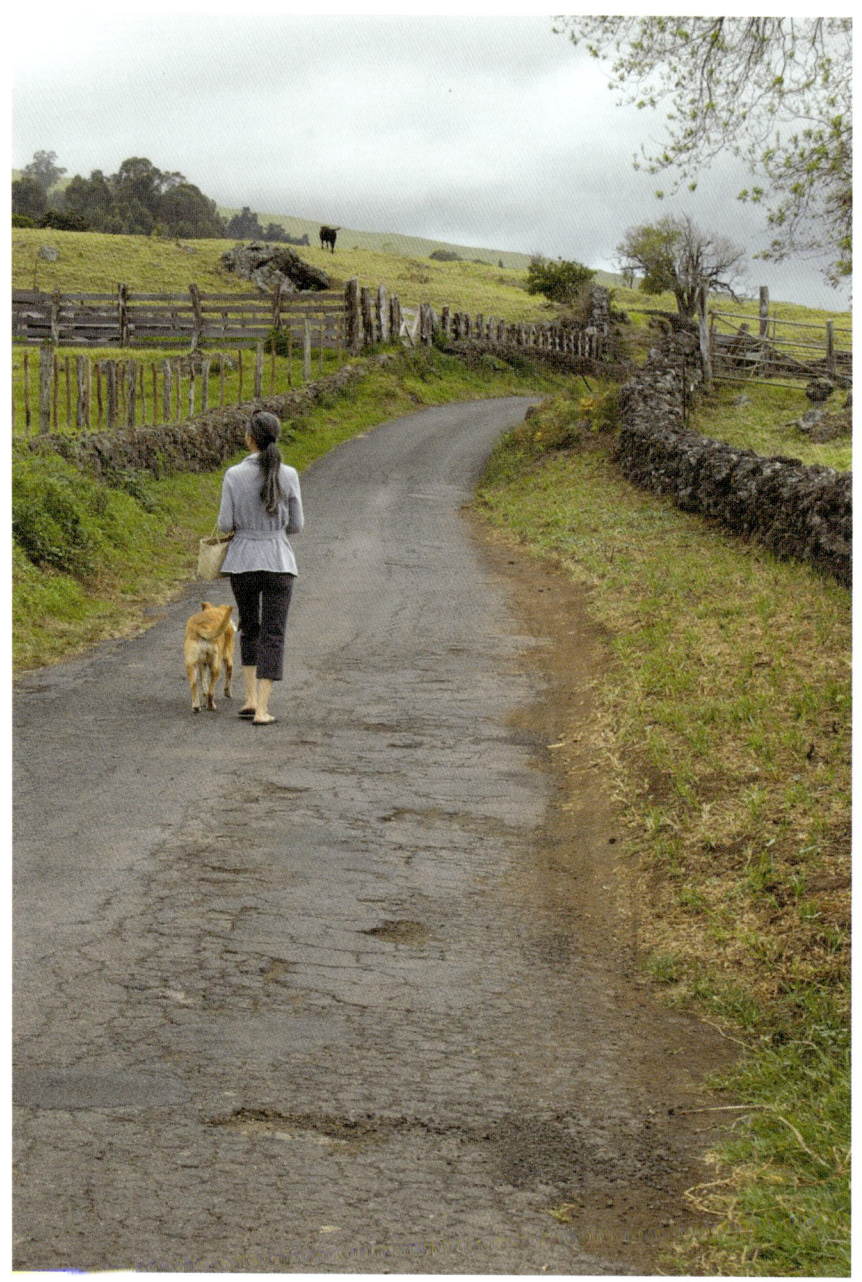

마음이 맑아지도록 기다리면 된다. 모든 것을 비우고 기본으로 돌아가는 것이다. 그것이 바로 우리의 근본이기 때문이다.

 새벽을 가로지르며 지나가는 소낙비 소리가 유난히도 요란스럽다. 그런가 하면 아직도 서쪽 하늘 끝에 잔뜩 기울어진 하얀 달빛은 이쪽을 향해 희미하게 빛을 발하고 있다. 뿌연 달빛과 지나가는 소낙비 사이에 서서 달 무지개를 찾으려 내다보고 있는 나의 모습을 발견한다.

 입가에서 웃음이 절로 흐른다.

 새벽 명상 시간인 게다.

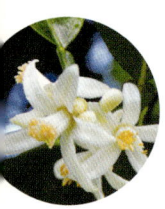

위파사나 명상을 시작하다
나의 자아와 정면 대결할 수 있는 기회를 얻다

한 곳에 눌러앉아 있지 않고 떠돌아다니며 이곳저곳을 흘러 다니던 나에게 침착한 마음으로 자리 잡고 앉아 명상에 가까운 무언가를 해본다는 것은 거의 불가능한 일이었다. 그나마 어렸을 적에 어쩌다 한 번씩 교회에 나가 새벽 기도를 해본 것이 고작이랄까? 그것도 앉았다 무릎을 꿇었다 체계 없이 몸을 뒤틀어가며, 되는 대로 잘못을 빌기도 하고 내가 원하는 것을 간구해 보기도 하는 그런 것이었다.

그러다가 옆에 있는 사람이 통성으로 기도를 시작하기라도 하면 깜짝 놀라 슬쩍 샛눈을 떠서 훔쳐보기도 하고 멋쩍게 따라해 보기도 하면서 나름대로 눈물이 쏟아지는 경험을 해보기도 했다. 그런 후에 무언가 후련해지고 침착한 마음이 뒤따르는 것을 느껴본 적도 있지만, 정작 기도나 명상이라는 것을 어떻게 해야 하는 것인지에 대해서는 한 번도 체계적으로 배워본 적이 없었다. 더군다나 몸의 자세나 숨의 율동이 마음의 태도나 의식 세계와 어떤 관련이 있으며 왜 그런 관련이 있는 것인지 알 리가 만무했다.

그런 내가 구체적인 명상 방법을 배우기 시작하게 된 것은 서점에서 우연히 내 발등으로 떨어진 책 한 권 때문이었다. 읽을 만한 책을 찾으려고 책장 사이를 거닐던 내 발등에 얇은 책 한 권이 떨어졌다. 그건 분명 우연이었다. 나는 그 책을 다시 끼워놓기 위해 아무 생각 없이 그 책을 주워들었다. 얄팍한 책이었다. 회색 바탕에 뿌연 원형 그림이 아주 단순하게 그려져 있는 책 표지에는 《내면의 체험 The Experience of Insight》이라는 제목이 수수하게 적혀 있었다. 대강 책을 펼쳐보았다. 깨알만한 글씨로 담백하게 명상법을 설명하는 책이었다.

의아한 마음에 나는 한 줄 한 줄 천천히 읽어보았다. 자신의 내면으로 들어간다는 것에 대해 이렇게 친절하고 섬세하게 설명한 책을 그때까지 본 적이 없었다. 게다가 작가가 말하고자 하는 요점이 현미경으로 들여다보듯 환하게 들여다보였다. 나를 위해 하고 있는 정확한 말이었다. 가슴이 두근거렸다. 나는 생각지도 않았던 책 한 권을 사들고 책방을 나왔다. 그날 이후 나는 그 책을 읽고 또 읽으며 책에서 가르치는 대로 한 단계씩 실천해 보기 시작했다. 차분한 설명에 명백한 지혜가 가득히 들어 있는 책이었다. 한 권을 더 사서 친한 친구에게도 선물을 했다.

며칠 후, 책을 선물받은 친구로부터 전화가 왔다. 아무리 읽으려 해도 진도가 나아가지 않는다는 것이었다. 한 줄 읽기가 너무 어렵고 무슨 말을 하는지 전혀 알지 못하겠다며 당혹해하는 눈치였다. 물론 그녀는 대학을 졸업한 전형적인 노란 머리 미국인으로 영어가 모자라 읽지 못할 사람은 결코 아니었다. 전화를 끊고 난 나는 의아했다. 친구는 읽기조차 힘들다는 이 책이 어째서 나에게

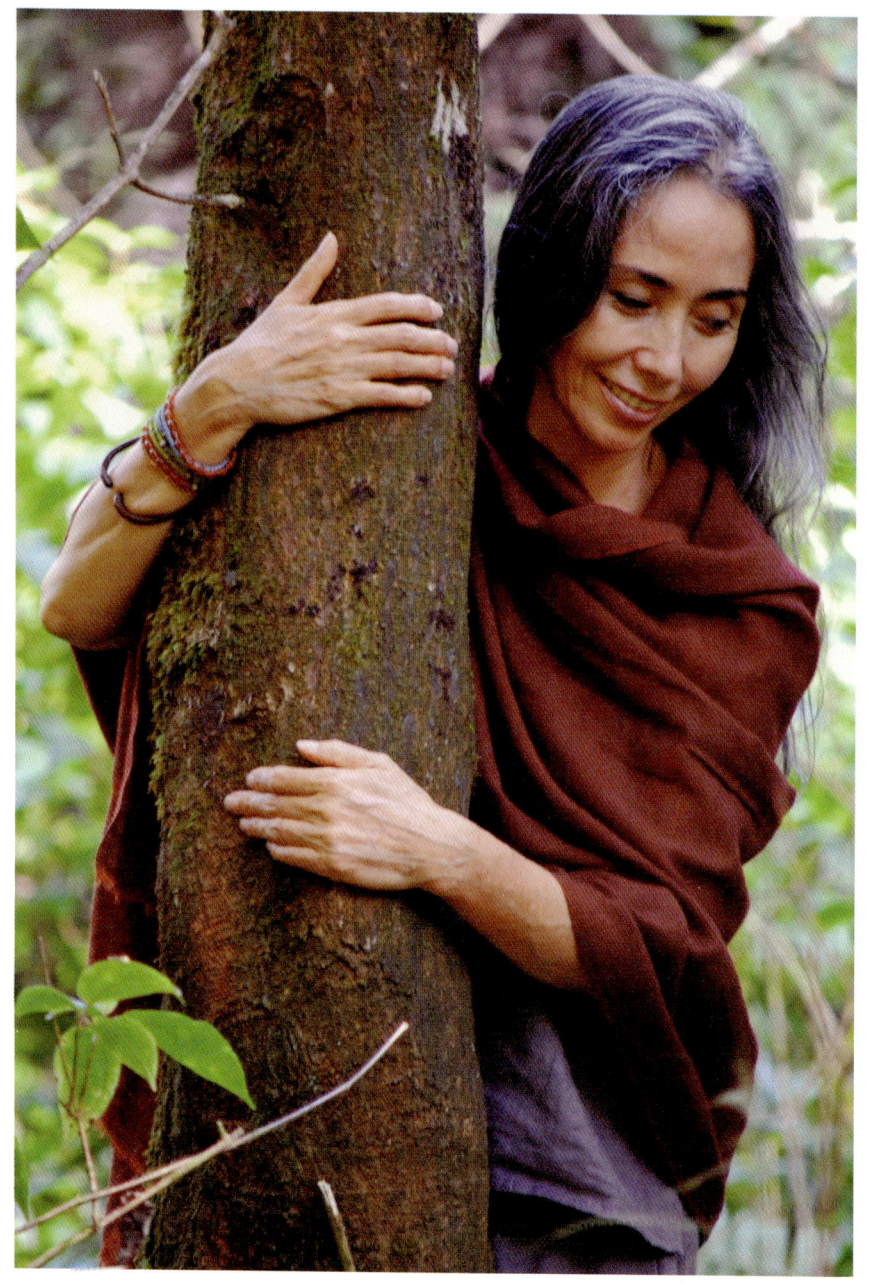

는 현미경으로 보듯 훤히 들여다보이는 것일까?

정확히 알 수는 없었지만, 이 책을 읽어야 할 때가 된 사람이 바로 나라는 것이고, 그래서 이 책이 내 발등으로 떨어졌다는 것이 분명했다.

나는 이 일을 필연적인 사건으로 받아들이기로 마음먹었다. 나는 그 책의 작가 조세프 골드스타인Joseph Goldstein이 있는 매사추세츠 위파사나vipassana 명상 센터에 전화를 했고, 내가 살고 있는 플로리다에도 위파사나 명상을 배울 수 있는 명상 센터가 있다는 사실을 알게 되었다. 나는 그곳을 찾아갔다. 그 명상 센터는 매사추세츠 주에 있는 위파사나 본부에서 보내오는 오디오 테이프를 통해 열댓 명 남짓한 사람들이 모여 앉아 초보자 수행을 연습하고 있는 곳이었다. 나는 그곳에서 처음으로 위파사나 명상을 한 단계씩 체계적으로 배우기 시작했다.

자신의 집을 센터로 운영하고 있던 리처드는 월남전에서 부상을 입고 고향으로 돌아와 정원사 일을 하는 미국인이었다. 그는 천여 평쯤 되는 자신의 집에서 명상 센터를 운영하고 있었다. 명상 홀은 마당 한구석에 차 두 대가 들어갈 수 있는 차고를 자기 손으로 개조한 공간이었고, 실내에는 왕골 가마니를 이어 붙여 바닥을 깐 것 이외에는 아무런 장식도 하지 않아 극히 단조로운 모습이었다. 옆에 붙어 있는 작은 도서실에는 각종 명상 서적이 구비되어 있었으며, 초대 스님을 위한 단조로운 평상 침대 하나가 놓여 있었다. 말수가 유난히 적은 리처드의 분위기가 그대로 스며 있는 조용한 장소였다.

허리만큼 올라오는 낮은 나뭇조각 문을 밀고 마당으로 들어서면 병아리들을 몰고 다니면서 담벼락 아래를 헤쳐대며 먹이를 찾는 암탉들이 보였고, 누구보다 먼저 뒤뚱대고 걸어 나와서 나를 반기는 '블라섬'이란 이름의 흰 꼬마

돼지, 그리고 블라섬이 파헤쳐놓은 흙구덩이들이 듬성듬성 보였다. 정원 또한 별다르게 꾸민 것 없이 걷기 명상을 할 때 탑 대신 쓰는 웅장한 느티나무 한 그루만이 넉넉한 그늘을 드리우고 있었다. 아무리 둘러보아도 전형적인 미국인의 가옥이라기보다는 오히려 문명의 때가 아직 묻지 않았던 시절의 한국 농가를 연상시키는 곳이었다.

나는 그곳에서 바닥에 엉덩이를 붙이고 앉아 한 번에 30분씩, 눈을 감은 채 숨소리만 들여다보는 방법을 배우는 것으로 명상 공부를 시작했다.

어느 날 두 시간 남짓한 수련이 끝나고, 나는 정원에서 딴 오렌지를 껍질째 대강 잘라 입 안으로 넣으며 리처드에게 물었다.

"리처드, 당신은 내가 아는 많은 동양 사람들보다 훨씬 더 동양적인 것 같아요. 특별한 이유가 있나요?"

사십대 초반 정도에 강건한 체구와 옅은 갈색 머리카락을 가진 그는 멋쩍은 듯 미소를 지으며, "글쎄요"라며 머뭇거리더니 조심스레 바짓가랑이를 걷어 올렸다. 허벅지까지 드러난 양쪽 다리는 온통 번뜩번뜩한 상처 자국들로 뒤덮여 있었다. 더욱이 마치 살을 깎아낸 듯 뼈만 남은 채 휘어진 오른쪽 다리를 보니 그 다리로 걸을 수 있다는 게 믿어지지 않을 정도였다. 자신의 다리 위에 고정된 나의 눈빛을 의식한 듯 리처드가 걷어 올린 바짓가랑이를 다시 내리며 말을 이었다.

"저는 대학을 졸업하자마자 징용이 되어 월남전에 참전을 한 적이 있습니다. 제가 이렇게 살아있다는 것 자체가 놀랄 일이지요. 전우들을 모두 저버리고 말입니다."

경지를 넘어선 듯 오히려 편안해 보이는 그는, 놀라서 할 말을 잃고 서 있는 내 얼굴을 자비로운 눈빛으로 바라보았다.

"죄송합니다. 전 그런 줄도 모르고……"

어떤 말을 해도 위로가 되지 못하리란 걸 직감했지만, 그래도 무언가 말을 잇기 위해서 나는 애를 썼다. 그런 내게 리처드는 천천히 자신의 이야기를 들려주었다.

"월남에서 우리는 대개 이른 아침마다 헬리콥터를 타고 미지의 전투지로 이동을 했습니다. 불안한 공기로 가득 채워진 본부 진영에서 아침 일찍 식사를 마친 후 우리는 완전하게 전투 무장을 한 채 요란한 소리를 내며 기다리고 있는 헬기에 올라탑니다. 헬기 안에 양쪽으로 길게 붙어 있는 의자에 나란히 몸을 맞대고 걸터앉은 40~50명 남짓한 병사들의 얼굴에는 죽음의 그림자가 깃들어 있고, 누구 하나 감히 입을 여는 사람이 없었습니다. 숨 막히는 긴장감만이 우리를 짓누르고 있었지요.

헬기가 막 떠나려는 순간이었어요. 누군가 입구 쪽으로 뛰어오며 한 사람만 더 끼워 앉혀달라고 부탁을 하는 소리가 들렸습니다. 이내 지상 요원의 손에 떠받혀 올라온 자그마한 중년의 베트남 남자가 내 앞에 있는 두 병사들 사이에 끼어 앉았습니다. 헬기는 곧 이륙을 했고, 전투가 있을 밀림 속 작은 마을로 가는 동안 나는 사정없이 밀려오는 두려움에 떨며 숨조차 제대로 쉴 수가 없었습니다.

그런데 앞자리에 앉아 있는 그 베트남 사람의 늘어진 밝은 색 옷자락이 눈에 띄었습니다. 서서히 고개를 들어보니, 평안한 모습을 한 그 베트남 남자

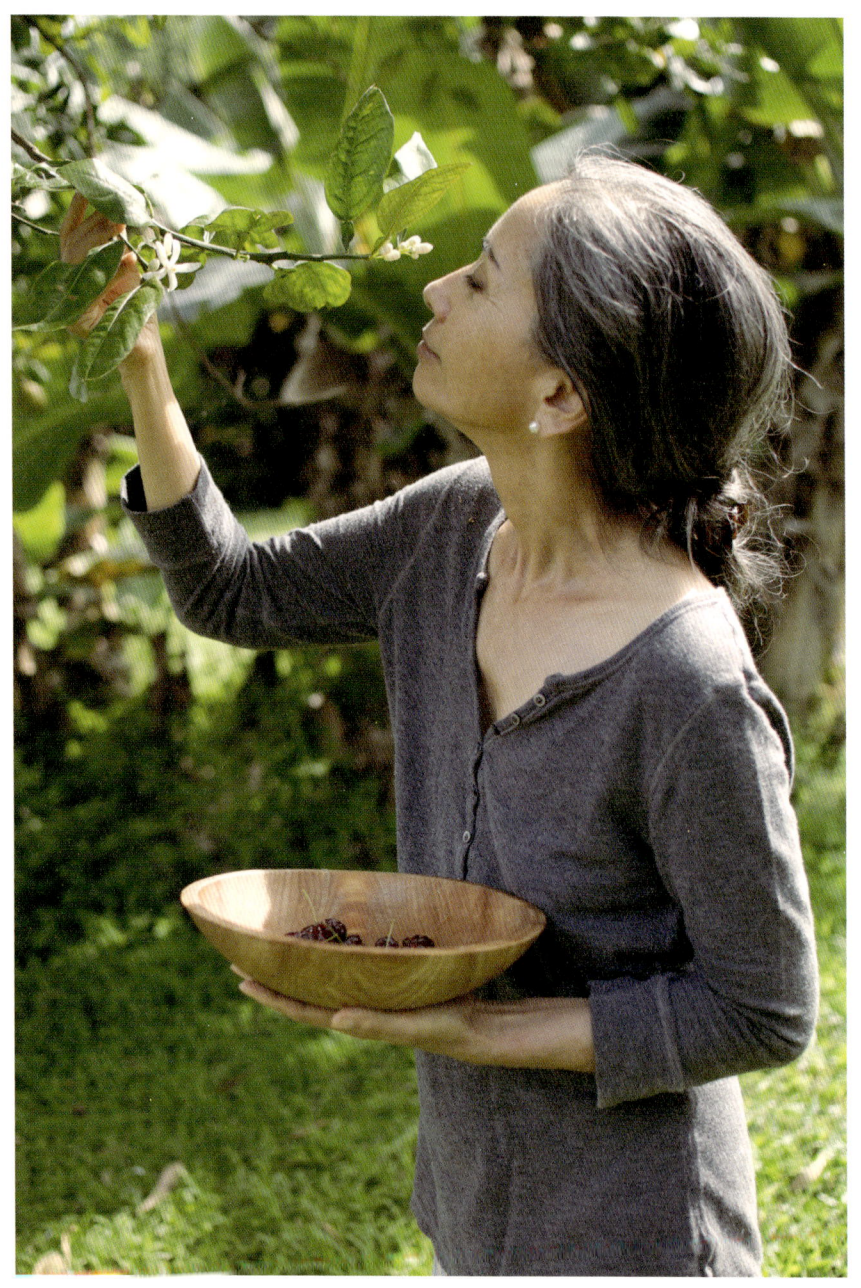

가 총알을 온몸에 벨트처럼 두른 채 기관총을 앞에 들고 앉아 있는 병사들 사이에 비좁게 끼어 앉아 있었습니다. 무기는커녕 배낭도 가지고 있지 않았지만, 삭발을 한 채 조용히 앉아 있는 그에게서 내가 가져보지 못했던 평화로움이 흘러나오고 있었습니다.

그 순간 머리끝에서 발끝까지 완전 무장을 한 채 두려움 속에서 고통에 떨고 있는 나와 동료들의 참혹한 모습을 보게 되었습니다. 그런 내 앞에서 아무런 무장도 하지 않고는 빈손을 가지런히 모으고 앉아 평안한 미소를 머금고 있는 그 자그마한 남자의 모습이 환영으로 고정되어 내 머릿속에 박혔습니다.

얼마 후 나는 전투에서 중상을 입었고, 현지 야전 병원에서 치료를 받게 되었습니다. 그곳에서 나는 헬기에 탔던 그 평화로운 모습의 남자가 누구인가 물었고, 그 사람이 베트남의 승려라는 사실을 알게 되었습니다. 그리고 그들은 가끔 같은 방향으로 가는 전투 헬기를 얻어 타고 밀림 속 마을로 들어가곤 한다는 것도 알게 되었지요.

그 후 미국 본토에 있는 병원으로 이송되자마자 나는 그 승려들이 수행한다는 불교 명상에 관한 자료와 서적을 모두 구해서 읽기 시작했습니다."

리처드는 옆에 놓인 찻잔에 남아 있는 차를 마저 마신 뒤 잔잔한 미소가 가득한 얼굴로 나를 바라보며 말을 이었다.

"나는 스님이 아닙니다. 불교 신자라고 할 수도 없지요. 단지 명상을 공부하는 수행자일 뿐입니다. 그리고 그 명상은 내가 죽음을 만났던 그곳, 동양에 뿌리를 둔 아름다운 가르침입니다."

리처드와 함께 명상의 기본을 배우기 시작한 것이 벌써 20년 이상 훌쩍 지났지만, 말과 행동이 늘 고요하던 그의 모습은 한 명의 스승으로서 나의 뇌리 속에 깊숙이 자리를 잡고 있다. 스님이라 자칭하지도 않고 종교를 내세우지도 않으면서 겸손하게 수행에 최선을 다하던 그분 덕분에, 나는 수행자의 태도와 도리를 처음으로 터득하게 되었고, 위파사나 명상의 기본을 어린아이가 걸음마를 배우듯 한 발자국씩 배워나갈 수 있었다.

그 이후 요가 공부를 시작하면서 나의 명상은 서서히 깊어졌고, 반 시간을 겨우 견디어내던 좌선 또한 하루 종일씩 묵언 정진을 할 수 있을 정도의 힘으로 발전을 했다.

플로리다를 떠난 뒤 내가 수련의 장소로 선택했던 미국 서부의 고사막 지대와 캘리포니아 북부 산악 지방은 유난히 문명과 동떨어진 원시적인 분위기의 장소들이었으며, 땅의 정기가 강하게 살아있는 그런 곳들이었다. 그리고 그곳에서 나는 마침내 내 자신의 내면을 똑바로 들여다보며 나의 자아와 정면 대결할 수 있는 기회를 갖게 되었다.

나와 대면한 하루 14시간씩의 참선
순수, 순수, 순수, 그리고 투명과 환희

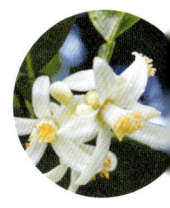

어느 곳이건 본래부터 자연을 사랑하고 그 안에서 단순한 생활을 하며 편안하게 사는 사람들은 많이 있다. 그러나 나의 경우는 그것과는 다르다. 배우 생활을 뒤로하고 한국을 떠난 뒤에도 오랫동안 나는 밀려오는 물질적인 욕망의 정체를 전혀 파악하지 못한 채 정신적인 허전함을 채우는 데 몰두했다. 세계 최고의 유행을 찾아 질주하고 최상의 화려함을 누리기 위해 숨 가쁜 나날을 보내면서 의심 없이 그것이 행복이라 믿었다. 물론 그런 나에게는 길가에 서 있는 가로수 한 그루조차도 눈에 들어오지 않았다.

뉴욕, 파리, 도쿄, 런던, 밀라노, 홍콩 등 세계 유행 도시의 골목골목은 할 일 없이 바쁜 나의 주요 활동 무대였고, 그곳에서 지쳐 피곤해지면 지중해, 카리브 해, 남태평양의 이름난 휴양지들을 전전하며 최첨단 스타일의 휴식을 취하느라 또다시 분주했다.

몸에 걸친 옷만 해도 속옷부터 양말까지 최신 유행이 아닌 것은 하나도 없었다. 게다가 시계나 장식품은 물론 화장품, 머리빗, 치약, 칫솔까지 내가 사용하는 모든 것은 최고의 명품이라야만 했다. 나는 쇼핑을 다니느라 세계 각국을 날아다니면서 동분서주했다. 그것들을 구하는 데 모든 시간을 사용했고, 최고의 미용실에서 최신 스타일로 머리를 손질하고 이름난 음식점에서 최상의 요리와 와인을 맛보느라 분주하기 이를 데 없었다.

내가 떠나온 한국은 돌아볼 생각조차 하지 않았다. 뜻하지 않게 배우 생활을 접고 떠나왔을 때의 슬픔 따위는 생각할 겨를도 없었다. 그저 쫓기는 사람처럼 전전하며, 무조건 '나는 최첨단의 생활을 하고 있다'는 황홀한 자만심만이 나의 종교가 되어 있었다.

하지만 아무리 값비싼 물건들로 여행 가방을 채우고 최상의 음식들로 배를 채워도 메워지지 않는 허전한 공간은 날이 갈수록 커졌다. 아무리 바쁘게 쇼핑을 하며 쿨한 모습을 하고 있어도 늘 나보다 더 쿨한 사람이 내 앞에 나타났으며 또다시 무언가 모자라 자신 없어하는 내 모습이 발견되었다. 어느 틈엔가 다른 사람을 시기하고 질투하는 마음까지 자리 잡았고, 그럴 때마다 나는 남들이 손을 대지 못하는 최신 상품을 손에 넣기 위해 더욱 분주히 정보를 수집해 가며 쇼핑을 했다.

그뿐만이 아니다. 나의 높은 기대치에 맞지 않는 사람이나 음식점, 가게가 나타나면 나도 모르는 사이에 업신여기는 버릇까지 생기기 시작했다. 사는 게 점점 더 힘들어졌다. 나를 충족시켜 줄 만한 상점이나 레스토랑의 수는 점점 줄어들었다. 나는 분주히, 아니 숨차게 나를 만족시켜 줄 새로운 곳을 찾아 하루하루를 전전하며 살고 있었다. 점점 숨차오는 초조한 삶으로부터 방향을 바꾸어야겠다는 생각이 들었다. 무언가를 하여 주체성과 자신감을 갖고 싶었다.

그래, 난 고등학교를 다닐 때부터 미술반에서 그림을 그렸지. 그림을 전공해서 화가가 되고 싶었고…… 열정을 쏟아 부어 무언가를 이루면 마음이 채워질 것 같았다. 그때부터 나는 죽어라 공부를 했다. 순수 미술 전공으로 대학을 졸업했고, 마침내 나는 신문과 잡지에 얼굴이 오르내리는 화려한 개인전의 주인공이 되었다. 멋진 화랑을 가득 채운 나의 거대한 작품들, 저명 인사들로 꽉 메운 오프닝 파티, 샴페인 잔을 마주치는 소리, 여기저기서 터지는 카메라 플래시와 인터뷰…… 쉽지 않은 과정이었지만 남들이 부러워하는 나의 존재를 다시 창조시킨 것이었다. 아니, 적어도 나 자신은 그런 생각에 빠져 있었다.

사막 한가운데에 황토로 지은 화실에서 하루 종일 작품과 씨름하다가 근처에 있는 한적한 커피숍에 들러, 노란 차미소 관목이 함박꽃을 피운 정원에서 커피를 마시며 최근의 예술 작품에 대한 평론을 읽기도 했다. 가끔 다른 화가들과 피농 소나무가 타는 불가에 둘러앉아 담소를 나누며 붉은 포도주를 마시거나 창문 밖으로 소록소록 내리는 함박눈을 감상하고, 사시나무의 노란 잎이 흔들리는 숲 사이를 산책하며 다음 작품을 구상하기도 했다.

어느 틈엔가 나는 미국의 화가들이 꿈같이 생각하는 사막 한가운데서 내가 선택한 화가로서 환상의 삶을 완벽하게 살아가고 있었다. 그것은 또 다른 욕망을 위한 힘겨운 고행이긴 했지만, 나는 다시 한 번 많은 이가 선망하는 폼 나는 이미지를 창조해 냈다. 그리고 나는 그것을 행복이라 믿었다.

그러나 이런 화려한 개인전의 뒷면은 사실상 생각했던 것과는 거리가 멀었다. 개인전을 준비하는 동안은 공사판을 방불케 하는 작업실에서 심한 육체

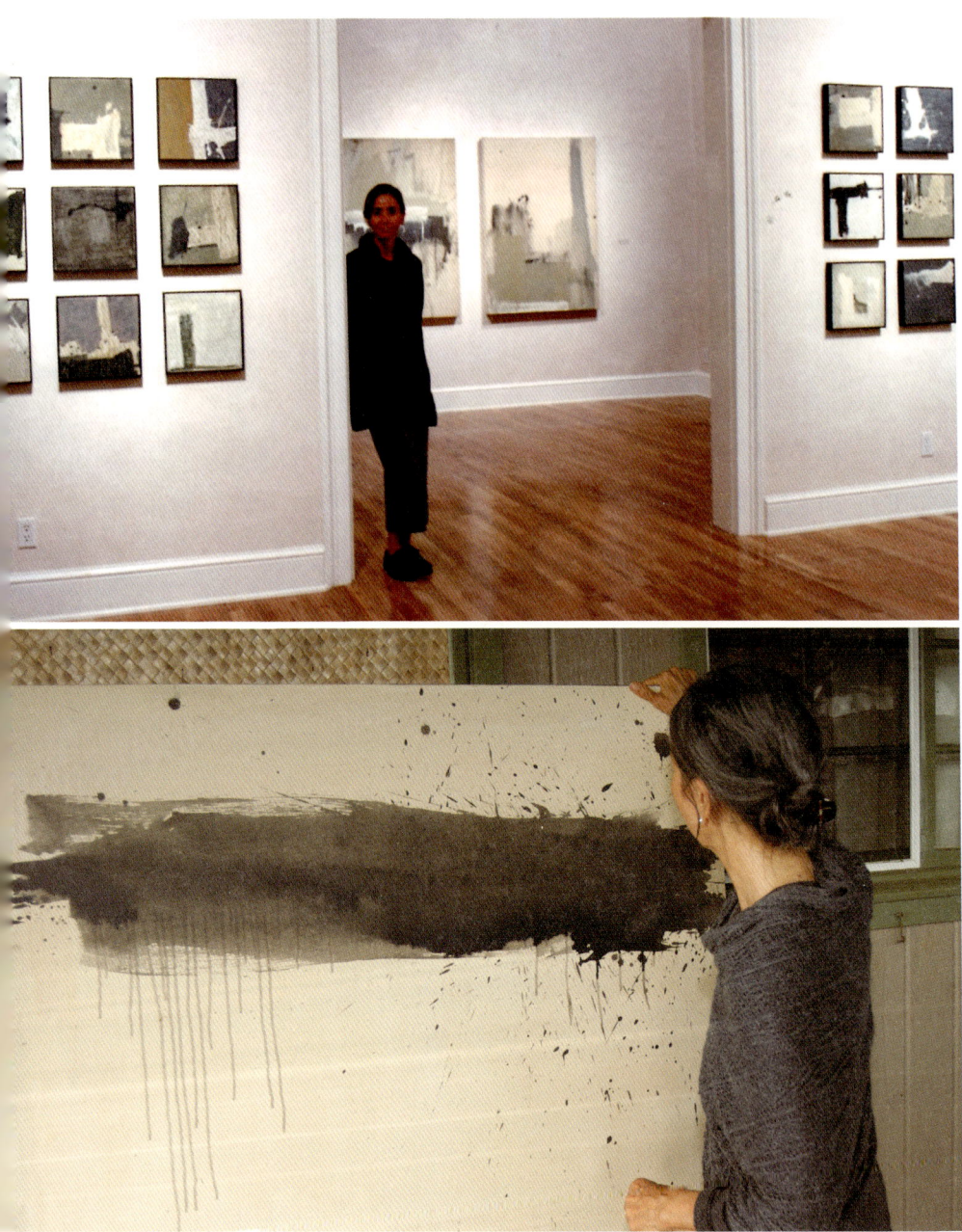

적 노동과 정신적 스트레스에 시달렸으며, 화학 재료와의 쉴 새 없는 싸움, 매일같이 혼자서 고투를 벌이는 처절한 노력만이 계속될 뿐이었다.

작품 활동을 시작하면서 점점 심해지던 두통도 걷잡을 수 없이 심각해졌다. 플로리다의 대학에서 서양화를 전공할 때부터 벌써 몸에 이상이 생겨서 두통과 알레르기에 시달리고 있었는데 상태가 점점 더 악화되어 간 것이다. 병원을 다니며 온갖 검사를 다 받아보았지만, 목뼈가 휘어 신경을 누르는 것 외에는 특별한 병이 보이지 않는다는 말뿐이었다. 머리가 깨지는 듯 아파 자리에서 일어날 수조차 없는 날이 많았고, 어떤 날은 눈앞이 뿌옇게 흐려져 운전을 할 수 없을 정도로 상태가 심각해졌다. 온몸이 성한 데가 없이 뒤틀리듯 아파오는데도 병원에서는 아무런 이상이 없다는 진단뿐이었다.

특별히 수술을 해야 할 일도 아니니 필요할 때마다 진통제를 처방해 주겠다는 의사의 말에 동의할 수가 없었다. 내가 배우 생활을 할 때 촬영중 목을 다친 일이 있어 스트레스를 받으면 목이 아픈 것은 알고 있었지만, 검사 결과에만 의존해 아무런 처방도 할 수 없다는 현대 의학의 방법은 탐탁지가 않았다.

가만히 생각해 보니 방법은 두 가지였다. 진통제를 복용하면서 병원 검사로 드러날 만큼 큰 병이 될 때까지 기다리든가, 아니면 내가 직접 방법을 찾아 나서든가. 나는 주저하지 않고 두 번째 방법을 선택했다. 우선 나는 그동안 공부해 오던 명상과 좌선을 통해 고통을 있는 그대로 순수하게 들여다보는 연습에 전념했다.

그리고 한편으로는 믿을 만한 홀리스틱 의사holistic doctor를 통해 정기적으로 진료를 받기 시작했다. 일반적인 서양 의사와 달리 홀리스틱 의사들은 동서양의 자연 요법을 기본으로 진료를 하는 의사들이다. 부작용이 따르는 강한 양약보다는 자연적인 재료를 약으로 쓰고, 침을 놓거나 척추 교정 등을 병행해 가면서 치료를 하기도 한다. 나를 진료한 홀리스틱 의사들은 상담을 통해 내가 통증의 원인을 알아차리도록 도와주었다. 몸이 너무 뻣뻣해져서 치료가 힘든 날에는 말없이 나를 안고 주무르며 신경을 안정시키는 치유만 해주기도 했다.

그때부터 나는 자연 요법과 치유식에 특별한 관심을 갖기 시작했고, 곧 이어 조금씩 요가를 배우기 시작했다. 이렇게 몇 년 동안 나는 자연 요법과 요가, 그리고 명상을 통해 자가 치유를 해나가는 방법을 배워갔으며, 5~6년쯤이 지나자 나름대로 요가와 명상에 대한 전문가가 되었다. 그러나 화실에서 작품 활동을 계속하면서 일주일에 한두 번씩 밖에 나가 요가를 가르치기 시작할 때까지도 두통과 몸의 고통은 영 사라질 기미를 보이지 않고 있었다.

특히 개인전을 한 번씩 치르고 나면 상태가 영락없이 심각해져서 은근히 겁이 나기 시작했고, 어떻게든 바로 답을 찾지 않으면 내가 진정 누구인지도 모르는 채 이유도 모르고 죽어갈 것만 같다는 생각이 들었다.

그 무렵, 당시 나의 요가 선생님이던 스콧이 나를 불렀다. 스콧은 저명한 요기yogi일 뿐 아니라 한의사이도 했으며 아유르베다 닥터이기도 했다. 스콧은 나를 무척이나 아꼈고, 어쩌다 자기가 여행으로 자리를 비우기라도 하면 나에게 자신의 요가 클래스를 맡기기도 했다. 나 또한 그에 대한 신뢰가 매우 깊었다. 스콧은 주소가 적힌 쪽지를 내게 건네주며, 언제든지 마음의 준비가 되는 대로 하타 요가를 당분간 접고 그곳으로 들어가 보라고 내게 권했다.

스콧의 쪽지를 받아든 나는 며칠 동안 부척이나 망설였다. 모든 것을 내려놓고 무조건 외딴 산속으로 들어가야 한다는 게 썩 내키지 않았다. 어떻게든 살고 있는 곳에서 답을 찾아보았으면 좋겠다는 생각이었다. 한동안 미적거리며 고민하던 나는 이것이 일생에 한 번 올까말까 한 '기회'라는 직감이 들었다. 그리고 그걸 놓치지 말아야겠다는 결론을 내렸다.

　　　나는 굳은 마음으로 내가 하고 있던 모든 일을 조건 없이 포기하고, 미국에서 제일 높은 산이 있는 시에라네바다 산맥 북부의 오지 산속으로 무기한 묵언 명상 수련을 하기 위해 떠났다. 설사 일이 잘못되어 죽는 일이 있더라도 내가 누군지는 알아야겠다는 생각에서였다. 그리고 그것을 알 때까지는 죽어도 그곳에서 나오지 않겠다는 굳은 맹세와 함께, 하루 두 끼 주어지는 간단한 채식으로 말없이 끼니를 삼으며 문명과 완전히 두절된 원시의 산속에서 하루 열네 시간씩 좌선에 들어갔다.

　　　그곳에서 나는 마침내 나의 내면을 똑바로 들여다보며 자아와 정면 대결을 할 기회를 갖게 되었다. 명상 서적이 내 발등에 떨어진 뒤 12년 후의 일이다. 그동안 나는 이미 사막으로, 바다로 그리고 산으로 몇 분의 스승을 거치며 요가와 명상을 배웠고, 내 나름대로 최선을 다해 수행을 해오고 있었다. 요가도 웬만큼 가르쳐보았고, 명상도 넉넉히 해본 상태였으며, 수련을 통해 자리 잡은 크고 작은 지혜 또한 이미 생활에 젖어들어 있었다.

　　　집중적인 좌선에 들어가자 오관의 기능이 극히 섬세해졌다. 그리고 그에 따라 몸의 고통이 극심해지기 시작했다. 날이 갈수록 온몸 마디마디가 불이 붙은 듯 아파왔고, 식은땀이 몸속에서부터 솟구쳐 올라왔다. 그러나 그동안의 수련 덕분인지 마음은 강건했다. 안을 향해 돌려진 오관五官은 맑고 선명하게 몸 안을 세세히 들여다보고 있었다. 신경이 요동침 없이 가라앉아 있었고, 어느덧 마음속에 일어나는 시비로부터도 벗어나 있었다. 흘러다니던 생각의 구름도 서서히 자취를 감추었다. 머릿속은 투명한 하늘처럼 맑게 비어 있었다. 지금까지 체험해 보지 못한 온전한 평화가 마음을 채우고 있었다.

단지 안으로 향한 감각이 극적으로 미세해지면서 시간이 지날수록 몸의 고통이 심각해지고 있었다. 세상을 다 얻은 듯한 마음의 평화를 시기하듯 예상치 않은 고난이 시작된 것이다. 어느 순간 나는 온몸의 땀구멍마다 핏물이 흘러나오는 느낌이 들었다. 참다못해 살며시 눈을 떠 내려다보았다. 허상이었다. 마음이 만들어낸 허상일 뿐 땀구멍에서 흘러나오는 핏물은 없었다. 다시 눈을 감았다. 이번에는 내가 앉아 있는 자리가 바늘로 만들어진 방석임에 틀림없게 느껴졌다. 온몸의 고통은 절정을 향해 치닫고 있었으며 핏물은 멈추지 않고 땀구멍마다 흘러나오고 있었다. 허상이라 생각하기에는 너무도 선명했다.

다시 눈을 뜨고 밖으로 나가 벽에 기대어 서보았다. 자연은 아름다웠고 공기는 달콤했다. 어딘가에서 새의 노랫소리가 들렸다. 천상의 소리였다. 좌선을 풀고 나오니 모든 것이 평안했고 천국과 같이 아름다웠다. 몸의 고통도 없었다. 땀구멍마다 핏물도 흘러내리지 않았고, 바늘방석에 올라앉은 듯한 고통도 없었다. 유혹은 강렬했다. 거기서 명상을 멈추고 나와도 누가 뭐라 할 사람은 없었다. 그리고 다시 집으로 돌아가 평안한 삶을 즐기며 살면 그만이었다. 내 아이들의 얼굴이 떠올랐다. 침대 속 포근한 잠자리가 그리웠다.

그 순간 정신이 퍼뜩 들었다. 그렇다. 땀구멍의 핏물도 바늘방석도 '실체'가 아니다. 그렇다면 이 모든 것이 마음이 만들어낸 허상임에 확실했다. 아니면

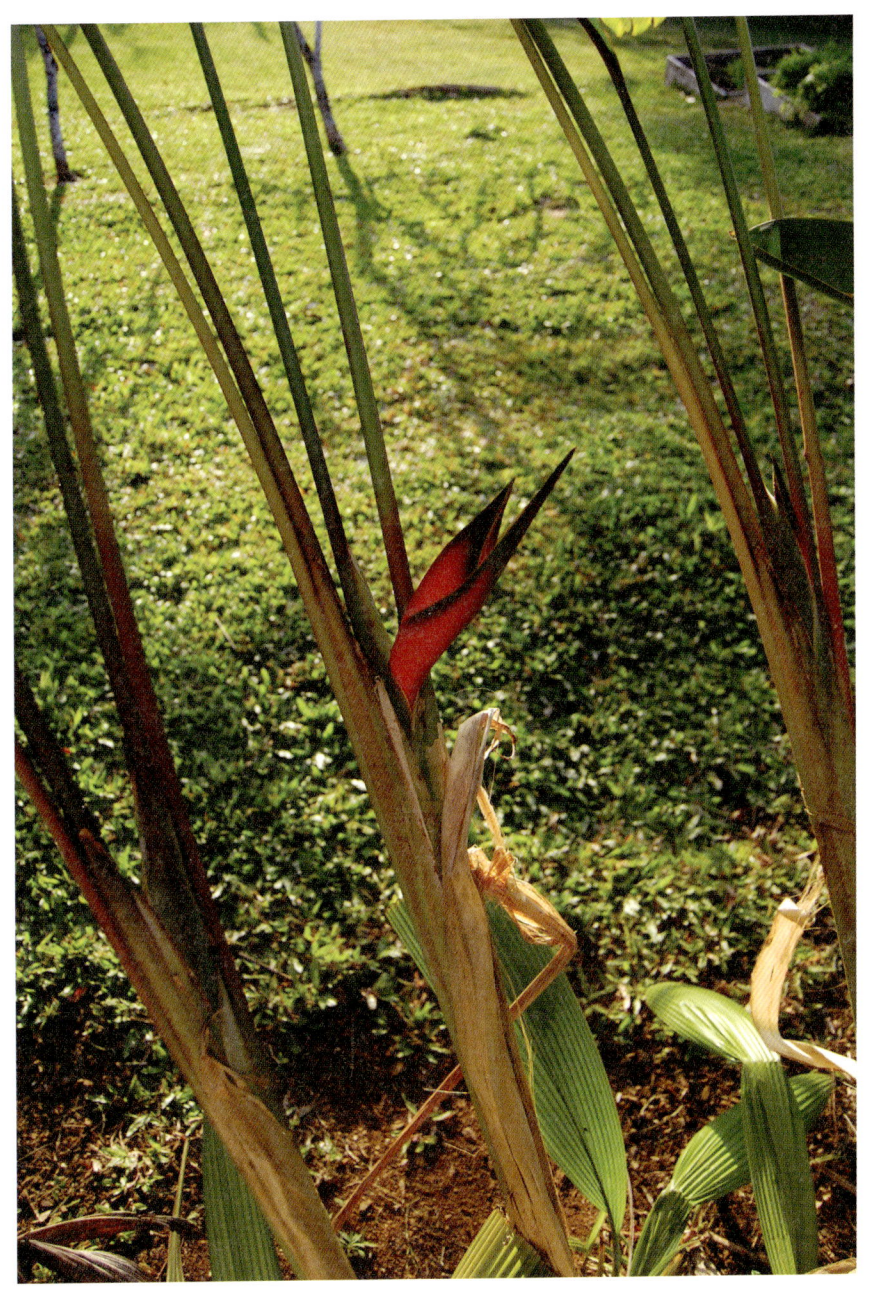

무엇인가에 의해 일어나고 있는, 실상과는 전혀 관계없는 또 다른 실상과 같은 것이었다. 나는 그 자리에서 내 마음, 즉 나의 에고에게 선전포고를 내렸다. '나는 여기서 죽어서 실려 나갈지언정 진리를 알기 전에는 절대로 일어나지 않을 것이다!' 나는 하늘과 땅에게 나의 몸을 거두어줄 것을 기원하고 다시 움막으로 돌아갔다. 그리고 다시 앉았다. 이젠 일어나는 일은 없을 것이다.

곧바로 고통이 다시 닥쳐왔다. 시간이 지날수록 더욱 심해져서 이제는 바늘방석에 앉은 채로 땀구멍마다 핏물이 흘러나와 온몸에 피가 흥건한 것이 느껴졌다. 그리고 마침내 온몸에 불이 붙어 활활 타올랐다. 나의 몸은 진정 불이 붙어 타고 있었다. 아무리 견디어보려 애를 써도 죽는 것보다 더 고통스러웠다. 나는 있는 힘을 다해 여기서 죽으리라 하고 타고 있는 불길 속으로 녹아들었다. 죽음을 택했다. 그리고 그 죽음 속으로 뛰어들었다. 몸과 함께 나라는 모든 것을 하나도 남김없이 불 속으로 버리며 함께 죽음 속으로 떨어진 것이다.

한순간이었다. 몸은 없었다. 느낌도 없었다. 생각은 물론 없었고, 오관은 몸과 마찬가지로 아예 존재하지 않았다. 순수한 에너지 그 자체뿐이었다. 내가 있던 곳의 배와 가슴 사이쯤에서 따뜻하고 밝은 빛이 느껴졌고, 그 빛이 투명한 의식의 형태로 선명하게 발하고 있었다. 그 불빛의 위쪽 끝인 미간의 중심쯤에서 순수 의식이 내다보며 시간이 존재하지 않는 지금 이 '순간'을 알아차리고 있었다. 그 투명한 불꽃은 아주 서서히 자연스레 숨으로 움직이고 있었다.

나의 몸과 의식이 갈라진 것이다. 나의 순수 의식이 자아의 몸을 벗어버리고 만 것이다. 그리고 본래의 모습인 기운 그 자체의 모습만 남은 것이었다. 순수, 순수, 순수, 그리고 투명, 환희. 그 밖에는 달리 설명할 길이 없었다. 그냥,

그렇게, 순수하게, 투명하게, 깨어서 알아차리고 있는, 말로는 설명할 길 없는 순수 환희가 함께 투명하게 깨어 있었다. 환상의 세계를 벗고 나와 현상 세계의 실상으로 들어간 것이다.

    나는 순수한 자연인으로 완벽하게 변신하여 산에서 내려왔다. 머리의 두통도 몸의 고통도 결국 나를 놓아주었고, 사랑도 미움도 탐욕도 나를 놓아주었다. 그 후 나는 바람이 부는 듯 물이 흐르는 듯 산과 강을 따라 말없이 흘러다녔다. 그리고 다시 사막으로 돌아갔다.

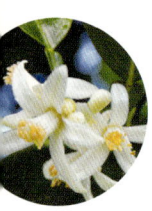
마음을 비운다는 것은
옳고 그름의 판단 없이 순수하게 지켜볼 수 있는 '마음의 눈'

영어의 표현 중에 'ill will'이라는 말이 있다. '병들다' '몸이 아프다'는 뜻의 'ill'이라는 단어와 '의지'라는 뜻의 'will'이라는 단어가 합쳐진 말이다. 우리말로 번역할 때 '악의, 적의'라는 뜻을 가진 이 단어는 직역하면 '아픈 의지'라는 뜻이 된다. 자신의 뜻이나 의지에 의해서 병을 가지게 된다는 의미로, 다시 말하면 '병에 걸리고 싶어 하는 의지'라는 말이다.

언뜻 들으면 뭔가 잘못된 표현이 아닌가 하는 생각이 든다. 아무리 어리석은 자라 하더라도 자신의 의지로 병을 불러들여 고통 속에서 살아가려 한다는 것은 믿기 어려운 일이다. 그러나 그런 일은 의외로 빈번하다.

물론 병이란 밖에서 들어오기도 한다. 균이나 바이러스에 의한 감염 질환이 그 대표적인 예이다. 그러나 대부분의 병은 자신이 알게 모르게 심어놓은 것이란 사실을 알아차려야 한다. 그중에는 분노나 과욕과 같이 결국 자기 자신의 몸을 상하게 하는 부정적인 생각이나 감정이 있고, 또 하나는 자기 자신의 본질에 깨어 있기보다는 남의 눈만을 의식하고 그것에 맞추어 살아가려는 자학적인 허영심의 형태가 있다.

허영심vanity은 자신의 내면에 있는 진실을 있는 그대로 표현하기보다는 남의 시선을 의식하며 자신의 이미지를 더욱 돋보이게 하고자 하는 헛된 욕구에서 비롯한다. 사소하게는 독한 성분의 야한 매니큐어를 손가락 끝에 발라대거나 자신의 진정한 모습을 감추려 독한 염색약을 자신의 머리에 퍼부어대는 헛된 마음일 수도 있다. 있는 그대로의 자신보다는 남의 눈에 맞추어 크고 멋진 자신을 만들기 위해 무엇인가 화려한 것들로 자신의 삶을 포장하려는 마음이 바로 허영심이다.

허영심은 자신의 깊은 내면에 있는 진실을 믿지 않는 데서 온다. 그것은 곧 신을 믿지 못하는 것이며, 자연을 불신하고 우주의 이치를 불신하는 허망한 마음이다. 그 허망한 마음이 곧 자신의 몸을 병들게 하고 동시에 지구를 병들게 하는 'ill will', 즉 '병의 의지'가 되는 것이다.

또 다른 '병의 의지'는 분노이다. 분노는 자신을 파괴하는 내면의 불길일 뿐만 아니라 주위에 있는 모든 것들마저 파괴하려는 증오의 감정이다. 진리를 바로 보지 못하는 내면의 어두움은 분노를 일으키고 그 분노의 불길에 휘말려 가장 많은 피해와 상처를 입는 사람은 바로 자기 자신이다.

분노에 쉽게 휘말리고 화가 많은 사람들을 보면 대개 자신의 내면을 들여다보기보다는 외부를 바라보며, 자신의 분노가 타인 때문에 불가피하다는 표현을 한다. 그러고는 그 상대를 찾아 내면의 불을 뿜어대려 한다. 그러나 그 불길은 남을 태우기 이전에 자기 자신을 먼저 화염 속에 몰아넣어 불살라버리고,

그 고통으로 인해 소리를 지르고 괴로워하게 한다.

분노의 감정은 오래가지 않아 오장五臟을 상하게 하는데, 그중에서도 간은 치명적으로 그 불화살을 받는 장기이다. 물론 그에 따른 치유식으로 방어를 하고 대처를 하는 것이 중요하다. 그러나 그보다 더 중요한 것은 마음의 문을 열고 내면을 들여다볼 수 있는 힘을 길러 분노를 내려놓는 일이다. 그렇지 않으면 그 불씨가 꺼질 때까지 미움과 분노는 강한 '병의 의지'로 남아 몸과 마음을 고통 속에 가두어놓는다.

과욕과 자만 또한 '병의 의지'에 속한다. 오관을 만족시키는 작은 쾌락의 체험은 어느 틈엔가 애착심으로 자리 잡고, 애착은 집착으로 발전하여 그것을 더욱 탐하는 탐욕을 낳는다. 애착이나 탐욕은 쾌락이라는 달콤한 감정에서 비롯되기 때문에 미움이나 증오와는 아주 다른 듯 느껴지지만, 그것들은 모두 내면의 한 곳에서 비롯된 같은 동전의 다른 일면일 뿐이다.

과욕은 이미 정도를 지나친 욕구의 불길이다. 한번 그 불길에 휩싸인 몸과 마음은 좀처럼 그곳에서 헤어나지 못하고 욕구의 노예가 되어버린다. 집착된 욕구와 욕망의 노예 생활에서 에고가 받는 선물이 자만이다.

자만심은 많이 먹고 많이 마시고 많은 것을 소비하면 할수록 점점 더 커져가고, 그 커진 자만심은 우리를 진심으로부터 멀어지게 한다. 진심으로부터 떨어져나간 허전함과 외로움을 채우기 위해 더 많은 것을 소비하고 소유해야만 하는 에고의 물질에 대한 집착, 그것을 잃을지도 모른다는 불안감과 더욱 많은 것을 챙겨 꽉 잡고 있어야 한다는 탐욕 사이에서 불덩이같이 달아오르며 몸살을 앓게 한다.

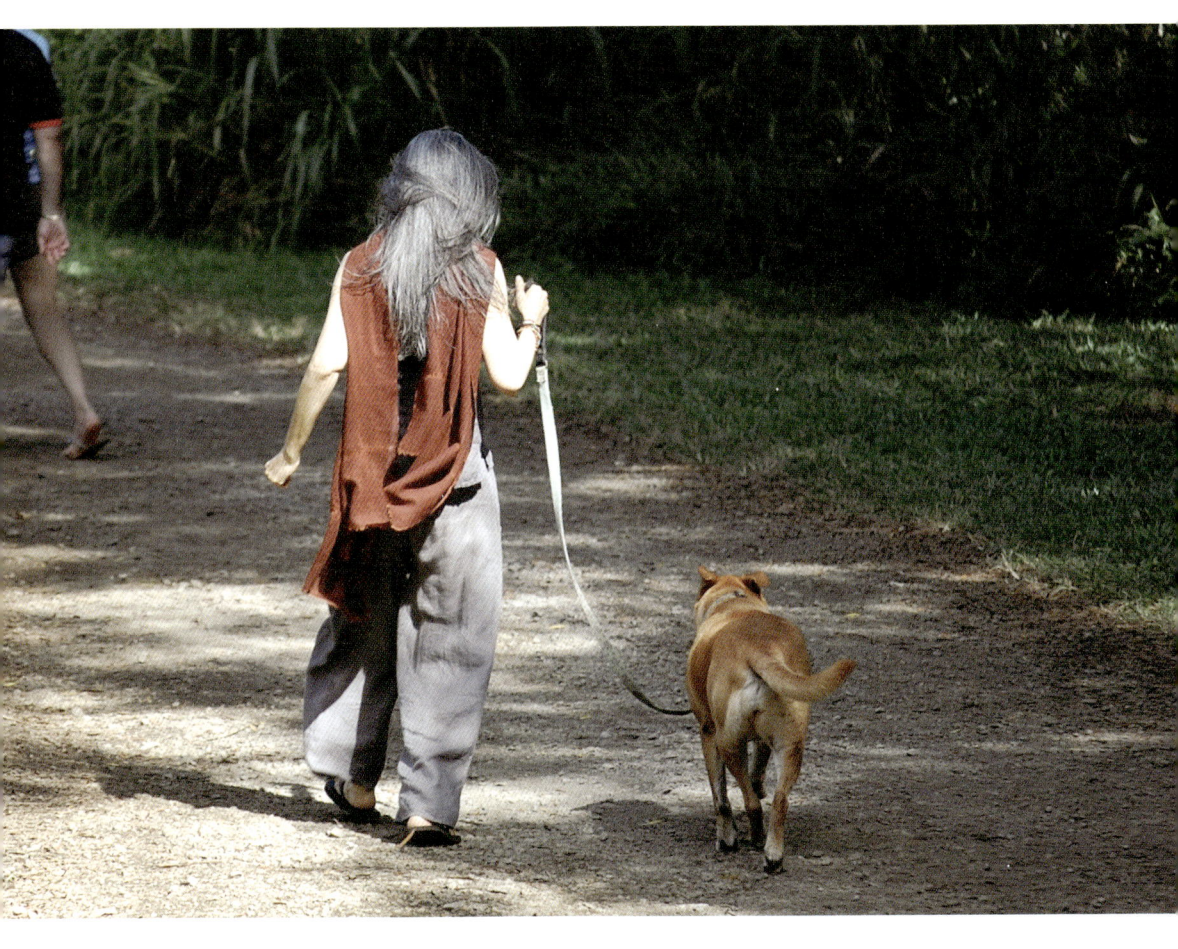

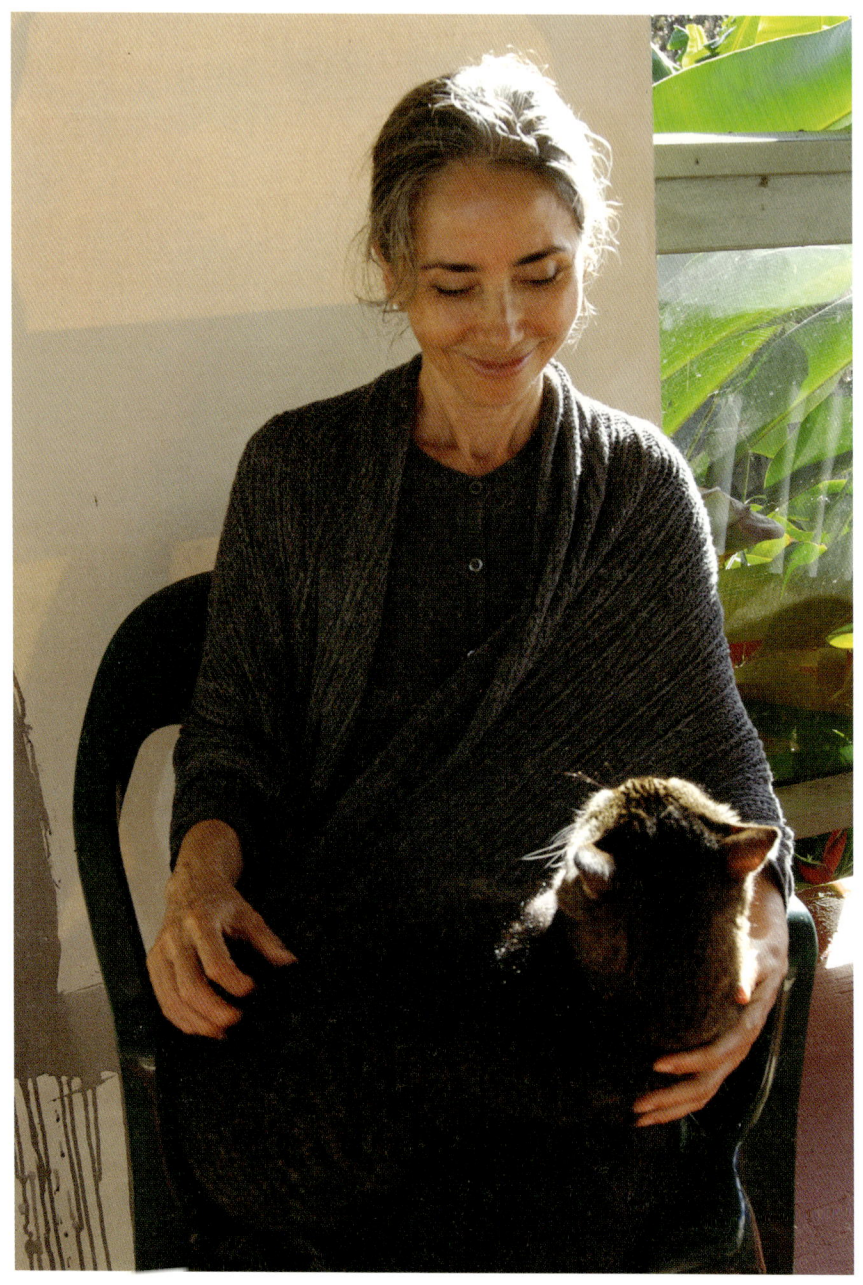

그런 불안함과 두려움은 췌장과 신장을 상하게 하고, 과식과 과욕은 만병의 근원이 된다. 이렇게 자만은 지성 있는 자들을 순식간에 눈뜬장님으로 만들어 의식 없이 어두움 속을 헤매다가 재난의 고통을 당하게 한다.

'습관'이나 '병의 의지'로부터 오는 고통을 치유하기 위해서는 '순수하게 지켜보는 마음의 눈'이 필요하다. 옳고 그른 것을 가려내려고 애쓰지 않으면서 조용히 내면을 지켜보는 것이다. 그러나 바쁘게 세상을 살아가는 사람들이 마음을 집중하여 조용히 내면을 들여다본다는 것은 쉬운 일이 아니다. 그 때문에 일부러 시간을 내어 정기적인 연습을 하는 것이 필요하다. 그것이 바로 명상이다.

명상이 깊어지면서 과욕과 과식의 모습이 드러나기 시작하고, 차츰 먹는 것에 대한 욕심도 가라앉는다. 먹는 것이 자연히 절제되면서 그저 신선하고 향기 나는 것들로 음식을 삼게 되면, 그에 따라 마음이 맑아져서 다시 명상이 깊어진다. 이같이 바른 명상과 올바른 식생활은 몸을 치유하고 건강을 지켜줄 뿐만 아니라 마음을 가라앉히고 정신을 맑게 하여 삶을 투명하게 만든다. 그동안 무심코 지나쳤던 실존 세계의 참모습이 안개가 걷히듯 서서히 드러나면서 우주만물의 신비함이 눈앞에서 경이롭게 펼쳐진다.

그러나 그것 또한 무상하다는 것을 잊어서는 안 된다. 명상을 하다 보면 어느 틈엔가 슬며시 뿌리내린 애착심이 그 경이로움을 영원히 소유하려는 '욕구'로 다시 새순이 되어 돋아난다. 그리고 다른 한편으로는 그 경이로운 우주만물의 영원하지 못함을 탄식하는 마음이 자리를 잡으면서 또다시 번뇌가 시작된다. 그것이 우리의 마음이다. 특별한 이유가 없이도 끊임없이 떠오르는 애착심으로 인해 우리의 본질은 쉽게 중도中道를 벗어나고 쾌락과 고뇌 사이를 헤매느라 정신없이 분주하다.

　그렇게 우리 마음의 번뇌가 계속되면 몸과 마음의 고통 또한 사라지지 않는다. 순간마다 쉬지 않고 떠오르는 모든 것을 내려놓고 온전하게 마음을 비우기 위해서는 침묵 속에 열려 있는 잔잔한 마음을 유지하는 것이 무엇보다도 중요하다. 떠오르는 욕구를 있는 그대로 지켜보고 습관의 모습을 옳고 그름의 판단 없이 순수하게 지켜볼 수 있는 것이 '마음의 눈'이다.

　한번 떠오른 것은 언젠가 사라지는 것이 우주의 이치이다. 무언가를 소유하고 싶어 하는 마음이나 영원한 것으로 믿으려 하는 마음 또한 어디론가 사라져간다. 그것은 떠오른다는 것이 진실로 떠오른 것도 아니요, 사라진다는 것이 무턱대고 영원히 없어지는 것도 아니기 때문이다. 모든 것은 그저 끊임없이 흐르고 변화할 뿐이다. 마음을 비운다는 것은 그 변화하는 우주의 섭리에 자신을 맡기는 일에 불과하다. 그리고 그 흐름과 변화를 침묵 안에서 지켜보는 것이다.

　몸을 치유하기 위해서 치유식을 하고 변화된 생활을 하다 보면 자신의 중심을 깨닫는, 뜻하지 않은 일이 일어나는 수가 많다. 어리석음 속에서 살다가 생긴 병 때문에 영혼을 찾게 되는 셈이다.

　물론 병이란 것은 두렵고 고통스러운 것이다. 그러나 정숙한 자세로 병의 존재를 인정하고 마음을 비우면 삶의 진리에 관한 가장 큰 가르침을 주는 스승의 역할을 하게 된다. 그 때문에 심한 병을 앓고 있거나 죽을 고비를 넘긴 사람들을 만나보면 한편으로는 초연한 반면에 유난히 자비스럽고 겸손한 성품을 소유하고 있다는 것을 알게 된다. 내면의 깊은 고뇌를 겪으면서 삶의 진정한 의미를 보게 되었기 때문일 것이다.

그러나 어두운 병마의 고통에서 헤어나지 못한 채 원망하고 미워하는 마음으로 빠진다든가 남의 동정 속에서만 살고자 하는 경우에는 그렇지가 못하다. 오히려 쓸쓸하고 옹졸한 마음으로 비굴한 삶을 살게 될 것이다. 이렇게 그것이 어느 경우이거나 마음속 깊은 곳에서 자신이 그 병을 잡고 있는 것은 아닌가 깊이 들여다보아야 할 필요가 있다.

모든 것에 원인이 있고 결과가 있듯이 병 또한 그 원인이 어딘가에 분명히 있다. 예전에는 먹을 것이 부족하여 많은 사람들이 병에 걸려 고통을 받았지만, 이제는 거의 모든 병들이 오염된 환경과 질이 낮은 음식의 과다섭취로부터 비롯된다. 병에 걸리면 먹는 것을 삼가고 조용한 곳을 찾아 말없이 기다리는 동물들의 지혜를 빌어, 몸과 마음을 온전히 비우고 조용히 기다리는 비움의 지혜가 어느 때보다도 더 필요할 때이다.

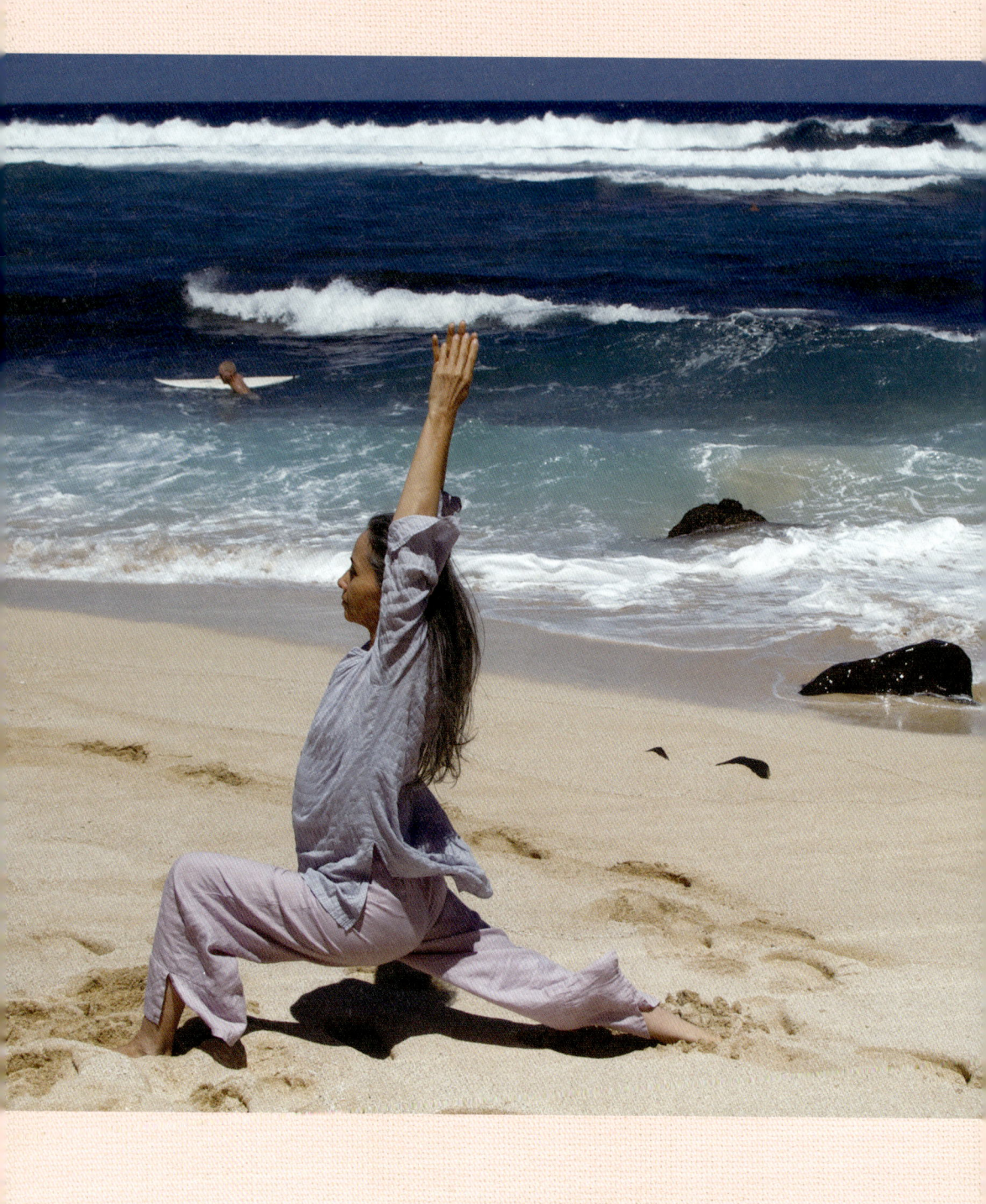

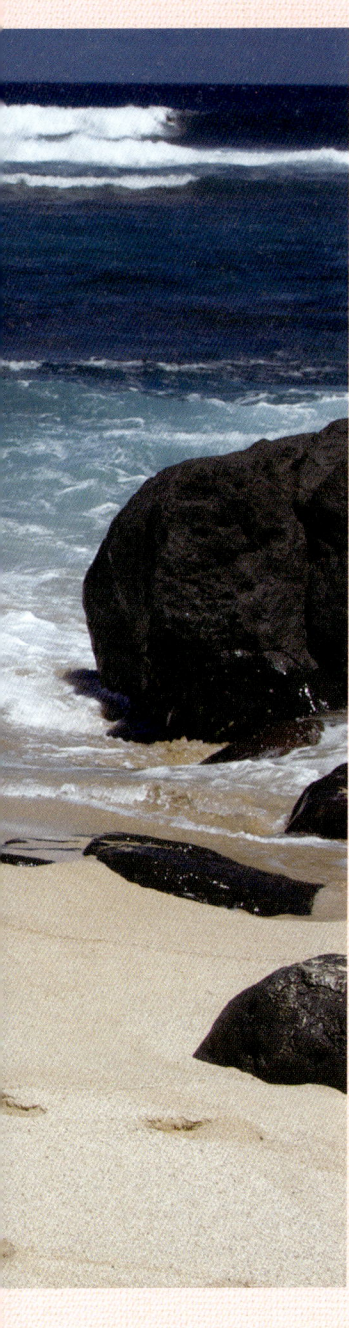

PART 3

요가, 우주의 기운과 하나되는 연습

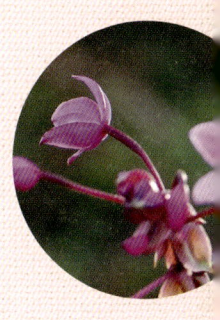

요가는 끊임없이 흘려보내고 비우는 연습이다. 그리고 이는 호흡으로부터 시작된다. 호흡은 영혼과 육체를 이어주는 다리로 비유된다.

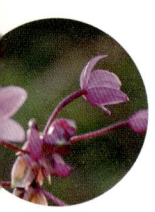

몸이 이끄는 대로, 나만의 요가를 찾아
몸을 정복하려 들지 말라, 몸은 가장 가까운 친구이며 심복

요가를 마치고 나면 왼손과 오른손 바닥을 마주 붙여 가슴 앞에 대고는 깊게 숨을 들이쉰 뒤 '옴' 하는 소리와 함께 숨을 내쉰다. 약 세 번 정도 반복한 뒤 앞으로 상체를 굽혀 이마를 땅에 댔다가 다시 일어나서는 "나마스테"라고 말하며 마무리한다.

'옴A-U-M'은 우주의 주主 진동과 같은 주파수를 가진 소리로 몸 안의 중추 신경을 가늘게 자극하여 우리의 몸을 조율한다. '옴'은 시작하는 소리인 '아A'로부터 '오우U'라는 진행형 소리, 그리고 '음M'이라는 끝내는 소리로 이어지는데, 이는 크게 현존 세계, 혹은 각각으로 분리해서 생명체의 창조, 지속 그리고 끝남을 상징한다. 또한 '옴'은 소리가 끝난 뒤 숨이 없는 상태, 즉 창조 전의 상태를 의미하는 침묵까지를 포함해 모두 네 가지 소리로 구성된다. 숨이 깊어질수록 '옴' 소리도 길고 깊어지게 마련인데, 이는 신경이 차분하게 가라앉으면서 우주의 진동과 함께 조율이 되는 귀중한 연습이다.

마지막 '옴'을 끝내고 이마를 땅에 대어 에고를 내려놓은 후, 머리를 들면서 "나마스테"라고 하는 것은 상대방을 포함한 세상에 대한 존경을 표하는 인사말이다. 모든 생명체가 거대한 우주 에너지의 한 부분임을 인정하고, 그 모두가 무한한 사랑과 지혜의 소유자임을 확인하는 행동이다. 요가란 'union', 곧 하나가 되는 연습이기 때문에 양손을 가운데로 모아서 붙이는 동작은 요가의 가장 기본을 표현하는 행동이라 할 수 있다.

그동안 내가 요가를 놓지 않고 계속해서 연습한 데에는 특별히 신비로운 이유가 있어서는 아니다. 단순히 요가를 하지 않으면 온몸이 뻣뻣해지고 사지가 뒤틀리는 듯했으며, 내 몸 안에 내가 감금된 것만 같은 기분에서 벗어날 수 없기 때문이었다. 요가를 제대로 잘 연습하고 나면 몸속에 있는 묵은 때를 시원하게 밀어낸 듯 후련하고 날아갈 듯 상쾌했다. 또한 마음이 편안하게 가라앉아 조그만 사건들이 마음에 부대끼지 않았고 평안했다.

마흔 살이 거의 다 되어 요가를 처음 시작한 나는 특별히 운동에 재주가 있는 사람도 아니었고 몸이 부드러운 사람도 아니었다. 오히려 당시 나의 몸은 뒤틀어지고 뻣뻣한 마른 나뭇가지와 다를 바 없었다. 요가가 정확하게 무엇이며 어떻게 하는 것인지도 알지 못했다. 다만 이유 없이 이곳저곳 몸이 아프거나 불편할 때마다 무엇인가를 해서 나의 몸을 건강하게 만들어야겠다는 작은 의지와 주위 사람들의 따뜻한 권고가 있었을 뿐이었다.

요가를 시작한 뒤 서서히 몸이 변화되면서 나는 자연스레 몸이 스트레스를 받지 않는 환경을 찾게 되었고, 나의 삶을 변화되어 가는 몸에다 맞추어가기 시작했다. 가끔 마사지를 받거나 침을 맞고 척추 교정 전문가를 찾아가 정기적으로 교정을 받으며 도움을 받기 시작한 것도 이때부터였다.

요가를 배우기 위해 생소한 곳을 찾아가는 데는 어느 정도의 의지와 용기가 필요했다. 그동안 해보지 않은 낯선 세계에 발을 내딛는 것이기 때문이기도 하지만, 그것이 신체적인 것이기에 더욱 쉽지 않았다. 할 수 있으리라는 자신감도 없고 오히려 우스꽝스런 모습이 되지나 않을까 하는 걱정도 컸다. 이상한 주문까지 외워가며 오붓하게 모여 있는 사람들 사이에 생뚱맞게 끼어든다는 것도 편치는 않았다.

어느 날 나는 굳게 마음을 먹고, 있는 대로 용기를 내어 나의 첫 요가 스승 프랭크가 있는 산타페 강가의 단층짜리 토담 건물로 쭈뼛거리며 들어섰다. 내 요가 여정에서 가장 어려운 관문이었다. 그날 나는 다른 사람들의 눈에 띄지 않을 만한 맨 뒷줄 구석 자리를 차지하고 앉아 단 한 가지의 포즈도 따라하지 못한 채 곤혹스러워하다가 집으로 돌아오고 말았지만, 그날 나의 작은 선택과 용기는 내 인생의 행로를 바꾸어놓았다.

그 후 20여 년 동안, 나는 요가가 '뻣뻣한 몸을 부드럽게 하고 병들어 가는 몸에 활력을 불어넣는 수련'을 넘어 다른 많은 놀라운 사실을 가르치고 있다는 것을 알게 되었다. 그리고 그것은 내가 그동안 찾고 있던 삶에 대한 의문을 풀어가는 데 직접적인 역할을 했다.

요가를 배우기 시작한 뒤 조금 자신이 생기자 나는 그 지방에서 이름난 새로운 스승 티아스를 찾아갔다. 티아스는 아쉬탕가 요가의 대가였다. 그곳에서 5~6년쯤을 열심히 요가 수행을 하던 나는 뜻하지 않은 커다란 장벽을 만났다. 우선 아쉬탕가를 하는 사람들은 매우 열성적이다. 게다가 체질이 강하고 건강한

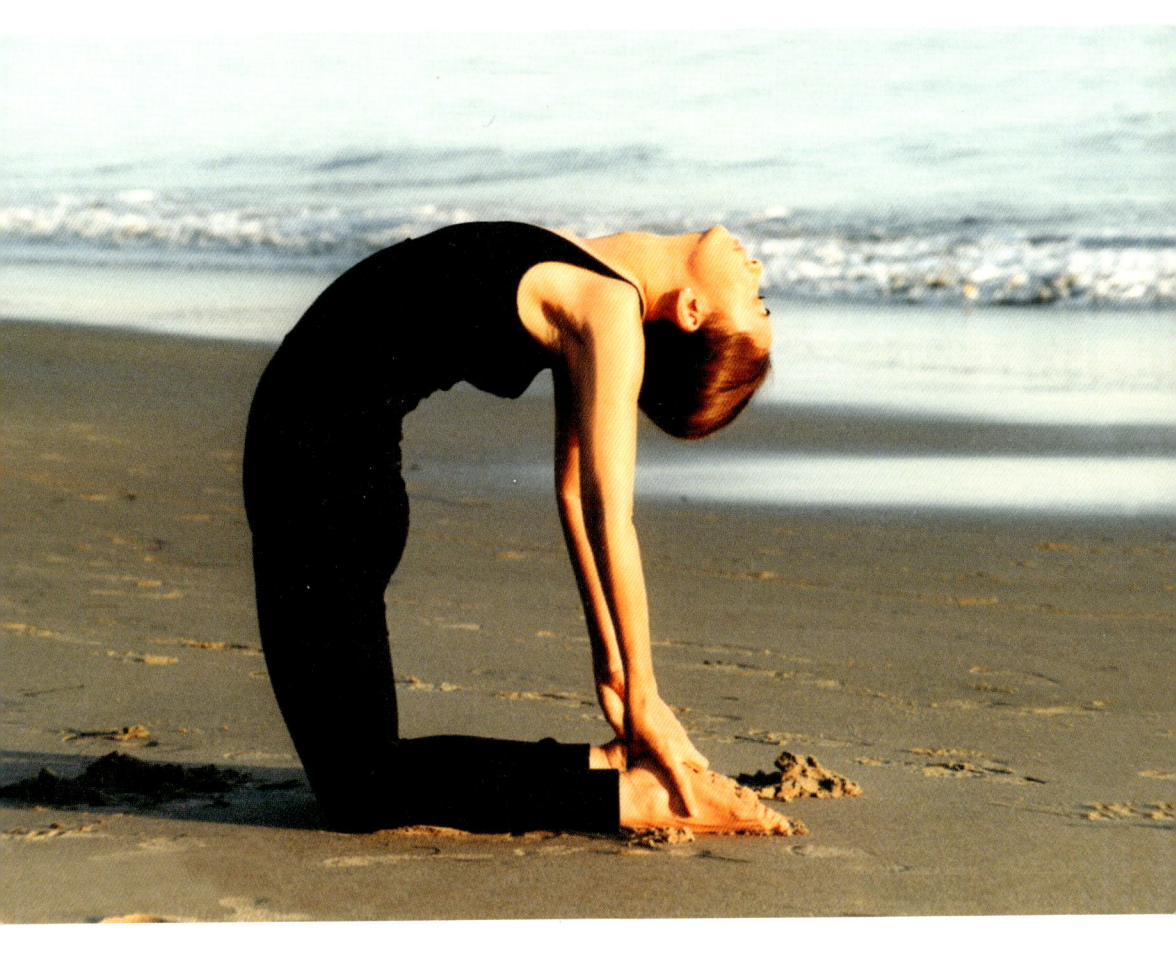

젊은 사람이 대부분이다. 그러나 몸이 약질인데다가 나이까지 적지 않았던 나에게는 그곳의 프로그램이 신체적으로 점점 부담이 되기 시작했다. 급기야 연습 도중 목뼈가 나가는 일이 발생하는가 하면 종종 오른쪽 어깨가 빠지기도 했다.

다른 방법을 찾아야 했다. 나는 그곳을 떠나 에릭 쉬프만이라는 나이가 많고 경력이 깊은 새로운 스승을 만났고, 그에게 치유 요가의 근본을 배우기 시작했다. 에릭의 요가는 남들이 디자인해 놓은 요가 동작들이 아니라, 자신의 느낌을 믿고 그것에 따라 몸을 움직이며 다음 동작을 찾아내 연결하는 아주 개인적인 요가였다.

그때부터 나는 요가를 통해 내 자신만의 느낌을 깨닫고 믿는 것을 배웠으며, 내 몸이 원하고 필요로 하는 나만의 요가를 개발하여 연습하기 시작했다. 그뿐만 아니라 각자의 몸의 증세에 따라 특별히 필요하거나 해서는 안 되는 동작들까지 하나하나 배워나갔다. 지금도 에릭은 나에게 가장 중요한 요가 스승이다. 내가 가르치는 요가는 에릭의 영향을 받아 내 나름의 방법으로 개발한 치유 요가의 한 종류라 할 수 있다.

에릭은 1960년대에 캘리포니아에서 고등학교를 졸업했다. 학교를 졸업할 무렵, 진학하고 싶은 대학을 물색하던 중 크리슈나무르티가 초기에 설립하고 가르치고 있던 학교가 영국에 있다는 것을 알게 되었다. 에릭은 바로 원서를 작성해 영국으로 보낸 뒤 학교를 방문하기 위해 그곳으로 떠났다. 영국에 도착해 학교에 가보니 예상과 달리 그 학교는 대학교가 아닌 고등학교였다. 처음에는 실망했지만 그냥 대학에 들어가 원하지도 않는 것을 공부하는 것보다는 자신이 원하는 것을 공부하겠다는 신념에, 에릭은 다시 고등학교 1학년으로 입학을 해서 4년간 크리슈나무르티에게 교육을 받았다.

　　나는 이렇게 편안하고 확실한 에릭의 믿음을 진심으로 존경하고 사랑한다. 대학 대신 고등학교를 두 번이나 다니고, 다시 스승을 찾아 인도로 떠났던 에릭을 생각할 때마다 내 마음이 훈훈해지는 것을 느낀다. 어느 날 에릭이 깊은 목소리로 나에게 이렇게 말한 적이 있다.

　　"요가는 전쟁이 아닙니다. 몸을 정복하려 들지 마세요. 몸은 당신에게 가장 가까운 친구이며 심복입니다. 당신을 위해서라면 무슨 일이든 하려고 하지요. 온유한 마음으로 당신의 몸과 진정한 사랑을 나누어야 합니다."

　　에릭의 온화한 미소만큼이나 온화한 하타 요가의 가르침이었다.

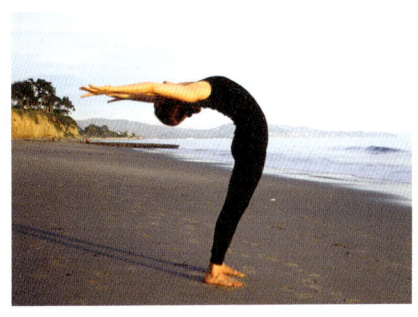

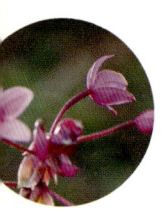

마음속 원숭이 떼의 아우성을 가라앉히다
침묵 안에서 자신을 만나고, 우주의 마음을 엿보다

하타 요가를 꾸준히 연습하면 6개월에서 1년 사이에 곧바로 몸에서 큰 변화가 일어나기 시작한다. 그동안 깊숙이 참고 있던 화가 예상치 않게 폭발하듯 터져 나오는 경우도 있고, 갇혀 있던 온갖 감정들이 복받쳐 올라와 이유를 알 수 없는 눈물이 걷잡을 수 없이 쏟아지기도 한다. 하루 종일 자고 난 듯 몸이 개운해지면서 정신이 맑아지는 것을 느끼기도 하며, 눈이 유난히 선명해져서 평상시에 무심코 지나치던 작은 것들이 자세하게 보이기도 한다. 그런 다음 차츰 가슴이 차분히 가라앉으면서 눈망울이 열리고 자연스럽게 마음의 문이 열리는 것을 느끼게 된다.

단순히 살을 빼거나 건강해지려고 시작한 요가가 정신과 마음에 중대한 영향을 미치게 되는 것이다. 이는 육체와 마음을 근본적으로 치유하는 과정에서 없어서는 안 되는 중요한 현상이며, 그동안 몸속에 안고 있던 고난의 기억을 비우는, 쉽지 않은 작업의 첫 단계이다.

'요가yoga'라는 말은 영어의 'york'라는 말의 원어에 해당하는 산스크리트어로, '계란의 노른자, 하나oneness, 통합union'이란 뜻을 가지고 있다. 분리되어 있는 작은 개개의 마음과 무한한 우주의 마음infinite mind이 하나가 된다는 의미를 표현하고 있다. 약 2,500여 년 전에 완성된 요가 경전(Yoga Sutras of Patanjali)의 1장 첫 구절에는 요가의 정의가 한마디로 이렇게 요약되어 있다.

"요가는 의식 세계의 끊임없는 요동을 정지시키는 것이다."(Yoga is the cessation of fluctuations in the Consciousness.)

처음부터 곧바로 의식 세계에 관한 이야기로 정의를 내리고 있다. 여기서 의식citta이란 지성intellect과 자아ego를 포함한 모든 마음의 상태 혹은 정신mind을 말하는데, 때로는 이 첫 단계 마음의 요동을 우리 몸 안에서 쉬지 않고 요란스럽게 아우성치는 만 마리의 원숭이 떼로 표현하기도 한다.

다시 말해서 그 만 마리 원숭이 떼의 아우성을 가라앉히고 정신과 마음을 비우는 구체적인 방법이 곧 요가라는 이야기이다. 그리고 그 비워진 마음의 원초적인 침묵 안에서 마침내 우리는 자신을 만나고 무한한 우주의 마음과 하나가 될 가능성을 갖게 되는 것이다.

그동안 요가를 가르치면서 나는 나에게 배우는 사람 누구에게나 이런 요가의 정의를 우선 설명한 뒤, 바른 목표를 가지고 연습을 시작하도록 권유해 왔다. 그런 뒤, 부드럽고 아름다운 얼굴이나 몸매를 갖게 된다거나, 피부에 윤기가 돌며 군살이 빠진다거나, 면역력이 높아지면서 건강에 좋은 효과가 나타난다거나 하는 것은 부수적으로 따라오는 선물임을 강조한다.

우리가 흔히 말하는 요가란 하타 요가이다. 하타 요가는 전통 요가의 정

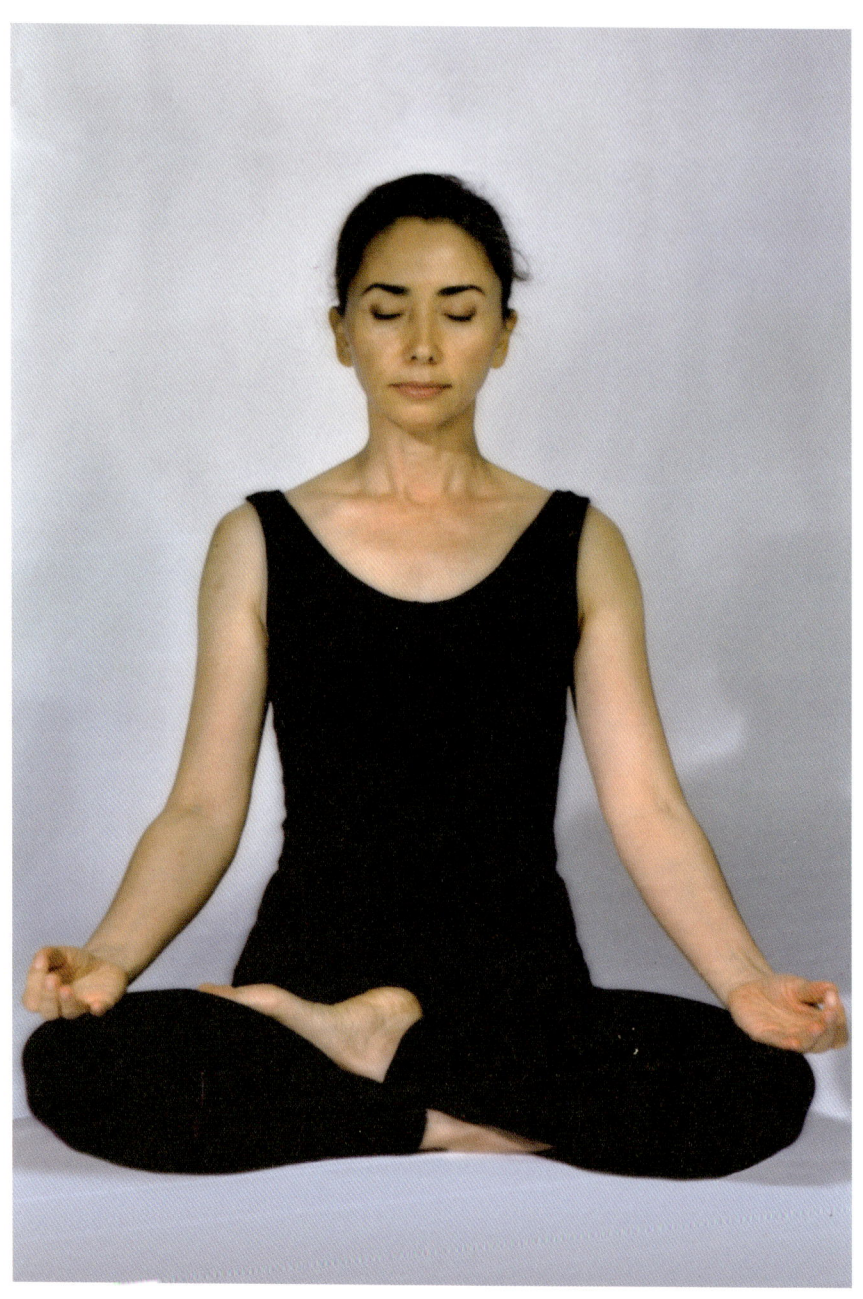

신적인 수행 이전에 몸 안에 정밀하게 연결되어 있는 7만 2천여 개의 맥을 막힌 곳 없이 뚫어주고 흐르는 기를 자연스럽게 높여주어 우리의 영혼이 육체를 통해 깨달음을 얻을 수 있도록 준비시키는 과정이다. 그러나 좀 더 큰 요가의 뜻을 이해하고 마음을 비운 상태에서 연습하다 보면 예상하지 않았던 좋은 결과까지 체험하게 된다.

그뿐만 아니라 요가는 고대 정신 과학에 바탕을 두고 있기 때문에 특별한 종교색을 띠지 않아 어떤 종교를 가진 사람이든 부담 없이 체계적으로 공부할 수 있다. 그동안 나는 요가를 하는 이들이 연습 과정에서 자신의 종교 생활에 도움을 받는 예도 종종 확인을 했다.

내 요가 수업에 들어오던 매튜는 잘생긴 외모에 말이 거의 없는 사십대 초반의 유대계 미국인이었다. 매튜는 부모로부터 이어받은 유대교를 따르면서 의무적으로 교당에 나갔다. 그는 요가 시간마다 거르지 않고 나와서 하라는 대로 묵묵히 따라하곤 했는데, 날이 갈수록 눈 안의 기가 맑아지는 것이 역력히 보이고, 깊은 곳으로부터 배어나오는 행복감이 몸 전체를 감돌기 시작함을 느낄 수 있었다.

2년 가까이 말없이 요가만 하던 매튜가 어느 날 잠깐 할 말이 있다며 강의 후 나를 불러 세웠다. 요가 강의실 바깥에 있는 큰 나무 아래에 자리를 잡고 서자, 그는 나에게 고맙다는 말을 어떻게 해야 할지 모르겠다며 눈물부터 글썽였다. 무슨 말인지 궁금하기도 했지만, 그동안 나에게 그렇게 적극적으로 말을 건넨 적이 한 번도 없었던 터라 의아함이 더했다.

"선생님! 당신에게 요가를 배우기 시작한 후로 내 인생에 예상치 못한 놀라운 변화가 일어났습니다."

"……"

"저는 어렸을 때부터 저희 조상의 종교인 유대교 교당에 나갔습니다. 그냥 의무적으로 말이지요. 그런데 얼마 전부터 상당한 변화가 일어났어요."

"그래요?"

"제가 기도를 통해 신과 깊게 연결되어 있다는 게 느껴져요. 그리고 교당에 나가는 것이 즐겁고 보람찬 일로 변했습니다. 그뿐이 아니에요. 제 목소리가 뚫렸습니다. 이제는 가슴 깊은 곳으로부터 신에 대한 찬양이 저절로 흘러나와요. 얼마 전부터 저는 교당의 찬양대에서 노래를 부르고 있습니다. 저로서는 상상도 할 수 없었던 일이지요."

"아! 네."

나의 입가에서 웃음이 흘러나왔다.

"막혀 있던 차크라chakra들이 열리기 시작하는군요. 매튜, 축하해요! 그동안 열심히 노력한 덕분입니다. 이제 막 시작이니까 앞으로는 좋은 일들이 더 많이 일어날 거예요."

"저는 지금까지 제 목소리가 이렇게 깊고 웅장한 줄 전혀 몰랐습니다. 그리고 하루하루가 이렇게 보람 있고 행복할 수 있다는 것도 몰랐습니다. 당신의 은혜를 평생 잊지 못할 겁니다."

그의 얼굴에서 함박꽃 같은 미소가 피어올랐다.

매튜처럼 바탕에 신앙심을 가지고 있는 사람이 하타 요가를 꾸준히 할 경우 몸에 있던 불순물이 제거되고 몸의 기가 투명해지면서 실제적인 신앙 체험을 하게 되는 경우가 적지 않다. 제일 큰 맥이 흐르는 척추 근방의 일곱 개 차크라 중 그동안 막혀 있던 가슴과 목의 차크라가 움직이면서 몸의 에너지가 열리기 시작하면 매튜처럼 기대하지도 않던 체험을 하게 되는 것이다.

그런 치유와 환희의 체험을 하는 사람은 매튜뿐만이 아니었다. 평생을 가톨릭 신자로 살아온 오십대 초반의 헤일리도 마찬가지였고, 개신교인, 불교 신자, 무슬림, 나아가 신앙과 전혀 상관없는 사람도 예외가 아니었다.

누구든 요가를 하다 보면 몸 안에서 많은 변화가 일어난다. 우선 기분이 좋아지고 마음이 편안해진다. 또한 몸의 중심으로부터 힘이 솟아나는 것을 느낄 수 있다. 거르지 않고 꾸준히 연습을 하다 보면 감각적으로 예민해지고 삶을 보는 각도가 달라지면서 일상 생활이 덜컹거리지 않고 차분해진다. 정신이 사나워진다든가 감정적으로 울컥거리는 일이 줄어들고 긍정적이면서 희망적인 삶을 경험하게 된다.

그 외에도 요가를 하며 경험하게 되는 중요한 것은, 내면을 민감하게 체험함으로써 사랑과 행복을 원하는 선한 자신의 중심과 만나고, 동시에 타인도 그것을 원한다는 사실을 깨우치게 된다는 점이다. 나아가 그런 깨우침은 내 안의 평화뿐만 아니라 인류 평화의 첫 단계라는 것도 자연스럽게 알게 된다. 이렇게 요가는 인간이란 한 생명체를 우주의 기운에 온전히 맞춰 '묵티mukti'라 부르는 진정한 자유를 얻게 하는 연습이다.

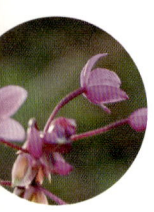

말은 말이고, 이름은 이름일 뿐
스트레스와 자부심을 지나 요가의 개념이 정리되기까지

전통적인 요가는 고대로부터 내려오는 중요한 수행의 방법이며, 이 요가 수행을 하는 사람을 요기yogi 혹은 요기니yogini라 부른다. 사두sadhu라고 불리는 수행자들도 요기에 속한다. 인도나 서양에서 구루guru로 칭하는 스승들도 요기이다. 석가모니와 그의 제자들도 요기였고, 라마나 마하르시도 요기였다. 요가는 종교로 발전한 적이 없지만 많은 종교들의 근원이 되었다.

그런데 요즈음 많은 사람들이 말하는 '요가'는 정확히 말하면, 진짜 '요가'와는 거리가 멀다. 오히려 아사나asana라고 하는 것이 맞을 것이다. 그것도 굳이 산스크리트 어로 표현하고 싶다면 말이다. 그래도 조금 신비스런 이름을 써주어야 매혹적이기도 하고 상업성도 있을 테니 충분히 이해가 간다. 그러니 아사나 정도로 해두자는 것이다.

마음이 관여되지 않은 채 그냥 다리 찢기, 엉덩이 굴리기, 거꾸로 서기 정도의 포즈들이라면 사실 아사나란 말도 과분하다. 그냥 스트레칭이라 부르든가, 아니면 산뜻하게 다른 이름을 지어서 불러도 좋을 것이다. 굳이 요가라 해야 한다면 누가 어쩌겠는가마는 적어도 요가가 무엇인지 알고는 있어야 되지 않을까 싶다.

요가는 개인의 역량에 따라 실행을 위주로 하는 수행이지만, 그 철학과 이론이 세밀하게 정립된 오래된 학문이기도 하다. 요기들 가운데는 수행을 주로 하는 수행 요기와, 학문을 배우고 연구하는 철학자 혹은 학자로서의 요기가 있다. 수행 요기이든 요가 학자이든 수행과 경전을 함께 공부하는 것은 공통된다. 수행 요기라 해서 경전을 소홀히 할 수는 없다. 경전을 계속해서 공부해야 지혜를 확인할 수 있고, 자기 세계에 홀로 빠지지 않으면서 수행을 지속할 수 있다. 요가 철학자도 마찬가지다. 요가는 실행에 근본을 두고 정립된 학문이기 때문에 수행을 하는 사람들이 연구도 하는 것이 상례이다.

요가는 인도 고대 경전인 《베다Veda》를 근본으로 하며, 그중에서도 《우파니샤드Upanishad》(가장 오래된 힌두 경전인 베다를 운문과 산문으로 설명한 철학적 문헌들) 그리고 그 가운데 《바가바드기타Bhagavad Gita》('거룩한 신의 노래'라는 뜻)와 같은 경전을 중시한다. 특히 《바가바드기타》에는 요가의 정의와 종류가 정립되어 있어 요기들은 이 경전을 늘 가까이 두고 습독한다. 《기타》에 따르면 요가는 크게 나나jnana 요가, 박티bhakti 요가, 카르마karma 요가, 그리고 라자raja 요가 등으로 나눌 수 있는데, 이 중에서 우리가 흔히 말하는 '요가'는 '카르마 요가'에 속한다.

카르마 요가란 행위 요가로 모든 요가의 기본 작업이 되는 요가이다. 즉 의식 있는 행위를 통해 마음을 순수하게 하는 행위 수행으로, 원인-결과의 원리에 따라 삶에 축적된 카르마(業)를 완화시킨다. 대승 불교에서 중요시하는 보시(자비심으로 남에게 재물이나 불법을 베푸는 것으로, 오행五行의 하나)도 카르마 요가의 대표적인 행위 요가이다. 상賞을 바라지 않는 봉사나 자신의 이득을 바라지 않는 선의의 행위, 불교의 자비, 그리스도교의 사랑이 이에 속하고 하타 요가도 여기에 포함된다.

이런 행위들은 무지에서 형성된 업을 소멸하는 힘을 가지고 있는데, 이런 의식적인 행위 수행을 통해서 업을 정화하는 것이 카르마 요가이다. 한마디로 유리창을 깨끗하게 닦는 과정과 같다. 수행이란 멀리 있는 어떤 신에게로 다가가는 과정이 아니라, 결국 자신의 내면으로 들어가 순수 본질과 만나는 세심한 과정이기 때문에 항상 자신의 몸으로부터 시작된다. 그 몸을 이용한 행위 수행을 통해 얽히고 막힌 길을 풀어내는 것이 바로 카르마 요가인 셈이다.

그러면 우리가 일상에서 늘 듣는 요가란 도대체 어디서 비롯된 것일까? 요가에 관심을 갖고 꾸준히 연습을 해본 사람이라면 앞서 언급한 하타 요가라는 말을 들은 적이 있을 것이다. 수도 없이 많은 이름의 요가들이 우후죽순처럼 생겨나는데 이 요가들은 모두 하타 요가이다. 단지 그것을 가르치는 선생들에 의해 이름이 따로 붙여진 것뿐이다.

앞서 말한 바와 같이 하타 요가는 카르마 요가의 한 부분으로 몸을 통해 정진하는 행위 수행이다. 맑은 몸에 맑은 정신이 깃든다는 말이 있듯이, 우선 몸을 맑게 하는 것으로 시작해서 마음을 순수한 상태로 되돌려놓는 것이 바로 하타 요가이다. 몸을 통해 할 수 있는 행위 요가 가운데서도 제일 먼저 시작할 수 있는 가장 기본적인 수행 방법이기 때문에 카르마 요가의 기본 수행 방법이라 할 수 있다.

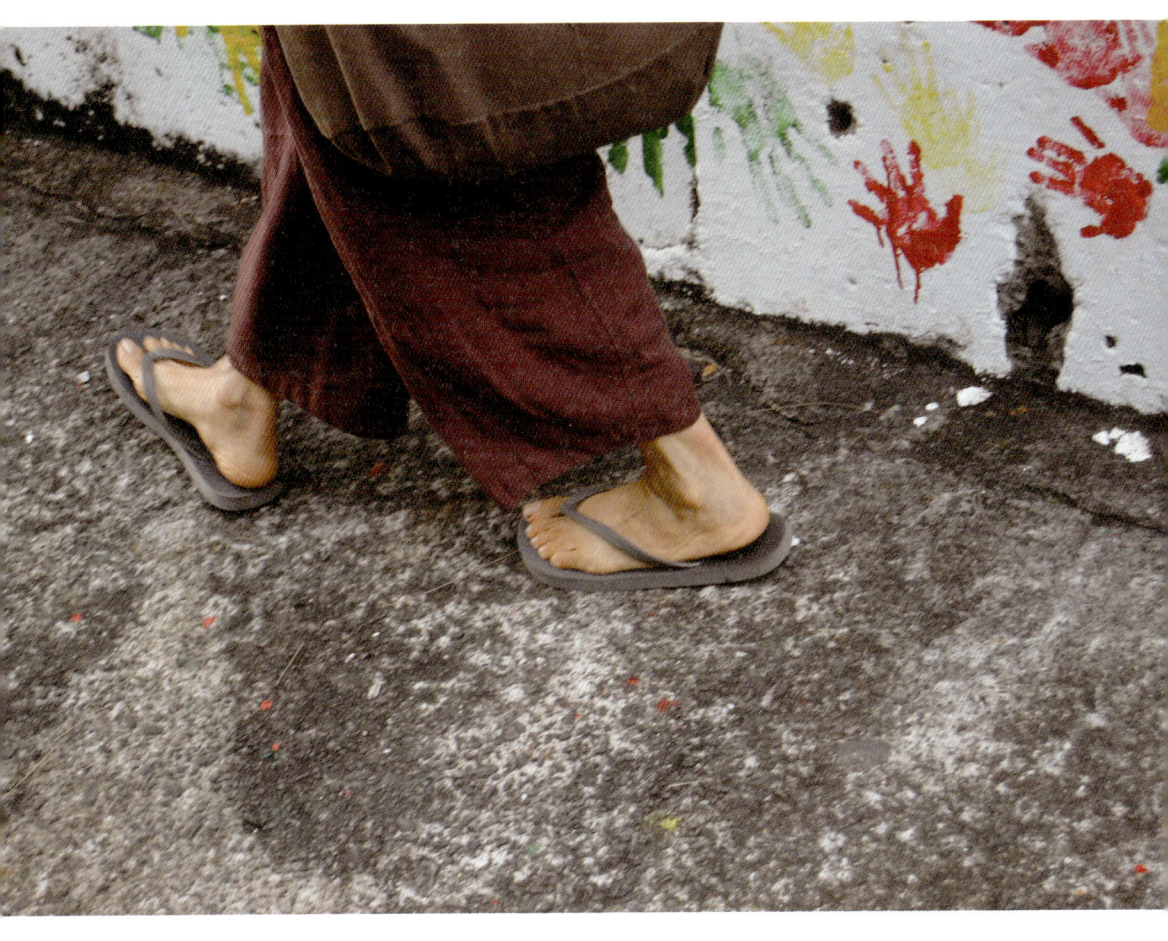

하타 요가는 그 수행 방법이 구전으로만 전해져 내려오다가 기원전 3세기 경에 정리되어 쓰인 것으로 보이는 파탄잘리의《요가수트라》를 경전으로 삼고 있다. 그리고 15세기 경에 인도 요기 스와트마라나가 쓴《하타 요가 프라디피카》를 통해 그 방법과 이론이 세밀히 정리되었다. 하타 요가를 공부하는 사람들은 이 두 경전을 늘 곁에 두고 지침으로 삼는다. 그 외에도 깊은 경지의 이론들을 정립해 놓은 근대의 책들이 잘 보존되어 있다. 대개 요즈음 요가를 하는 사람이라 하면 기본적으로 이 하타 요가를 하는 이들을 말한다. 그 이후 좀 더 수행이 깊어져서 앞서 말한 모든 요가를 병행하며 수행의 길을 걷는 사람들을 요기 혹은 요기니라고 부르는 것이다.

하타 요가 안에는 '아쉬탕가ashtanga'라고 하는 여덟 가지 훈련이 포함되어 있는데, 하타 요가를 하는 사람들은 이 여덟 가지를 단계별로 혹은 다 같이 수행을 하게 된다. 그 여덟 가지 중에서 한 가지가 바로 우리가 말하는 요가, 즉 '아사나'이다. 아사나는 포즈(asana)를 통해 몸을 정화하는 행위를 말하는데, 몸을 뒤틀기도 하고 다리를 꼬기도 하는 구체적인 신체 훈련이 이에 속한다. 그러니까 우리는 이 아사나를 요가라 부르고 있는 것이다.

이 정도면 요가가 무엇인지 대략 설명되었을 듯하다. 적어도 무작정 이 요가니 저 요가니 하는 말에 현혹되지는 않아도 될 것이다. 처음에는 나도 이 많은 요가가 다 무엇을 뜻하는지 전혀 알지 못했다.

뻣뻣한 팔다리는 불이 붙은 듯이 아팠고, 들어보지도 못한 생소한 단어로 가득한 강의는 알아들을 수조차 없었다. 그래서 무조건 옆에 있는 사람이 하는 대로 열심히 따라하느라 분주했다.

시간이 지나면서 내가 요가를 한다고 하면 주변 사람들의 첫마디가 "넌 무슨 요가를 하니?"였다. 이건 또 무슨 소리? '무슨 요가'라니? 근사한 이름을 하나 붙여야 할 텐데 아는 말은 없고, 선생님한테 물어보았다. 하타 요가란다. 맞다. 하타 요가다. 그래서 "하타 요가야"라고 대답했다. 그런데 사람들마다 모두 다른 이름의 요가를 대는 것이었다. 이건 또 뭐라는 말인지? 그런데 모두 다 심오하게 들리는 멋들어진 이름들이었다. 아이엥가 요가, 아쉬탕가 요가, 지바묵티 요가, 인터그럴 요가, 비크람 요가, 인 요가, 홀로우 요가…… 끝도 없이 다른 요가들을 한다는 것이었다. 미칠 지경이었다.

아마도 이때가 요가 때문에 가장 스트레스를 받은 시기가 아니었나 싶다. 웬만큼 요가를 하는 사람들을 보면 동서양을 막론하고 자랑을 하고 싶어지는 게 상례인 모양이다. 날이 갈수록 새로운 말이 붙은 요가를 하는 사람이 늘어난다. 그리고 항상 내가 하는 요가가 다른 요가보다 낫다는 투다.

어느 날부터는 하타 요가를 한다는 말을 하기가 은근히 창피해지기 시작했다. 아무도 감명받는 듯한 사람이 없었다. 나도 특별한 요가를 한다고 하고 싶은데, 뭐가 좋을까? 요가를 시작한 지 2년쯤 지난 어느 날 요가 스튜디오를 옮기면서 나에게도 마침내 그날이 왔다. 아쉬탕가 요가다!

아쉬탕가 요가를 하는 사람들은 특별히 자부심이 강하다. 그리고 정말 혼신을 다해 연습하고 또 그 티가 줄줄 흐른다. 요가복도 다르다. 이상한 무늬의 문신은 기본이다. 시작하기 전에 삼삼한 주문도 외운다. 가르치는 선생도 정말 뭔가 달라 보이는 듯했다. 그가 바로 나의 두 번째 요가 스승 티아스였다. 아쉬탕가 요가를 하면서 나도 이젠 요가 무리의 한 패가 된 것 같은 기분이 들었다. 누가 물어보면 나도 콧날을 약간 세우고 "아쉬탕가 요가요" 하고 대답할 수 있게 되었다.

새벽 6시 반에 연습이 시작되면 8시 반쯤 끝났다. 후들거리는 몸으로 집으로 돌아오면 바로 잠자리로 뛰어들어 점심때가 될 때까지 깨어나질 못했다. 이곳에서는 왠지 모르게 다른 사람들보다 더 잘해야 한다는 강박 심리가 작용한다. 물어보는 질문이나 대화도 달랐다. 인도에 다녀오는 것은 기본이다. 1년에 몇 달씩 수련을 받으러 가는 것이다. 긴 수련을 위해 찾아가는 곳은 대개 두 군데였다. 인도 중서부의 푸나에 있는 아이엥가 선생을 찾아가거나 마이소르에 있는 파타비조이스 선생을 찾아간다. 서로 인도 이야기를 주고받으며 내게도 묻는다.

"인도에 가서 누구에게 수련을 받았니?"

아주 평범한 어조로 서로를 떠본다.

"에, 인도? 글쎄…… 가본 적은 있는데 요가 수행은 좀……"

우물쩍거리며 빠지려 노력한다. 그네들의 우월감이 조금 더 치고 올라간 듯하다. 은근히 처지는 기분이 든다. 에라, 나도 생각난 김에 문신이라도 새겨볼까? 산스크리트 어로 '옴'자가 유난히 멋있어 보이던데…… 끝없는 갈등이 또다시 시작된다.

그러나 나는 끝까지 인도로 요가 수행을 떠나지 않았다. 문신을 새기지도 않았다. 그 대신 포용력 있고 너그러운 인품으로 소문난 나의 세 번째 요가 스승, 에릭을 찾아갔다. 에릭에게 나는 나만의 길을 찾는 방법을 배우기 시작했다. 그러고는 그 이후 '때가 되었다'는 스승의 밀씀을 따라 혼자서 시에라네바

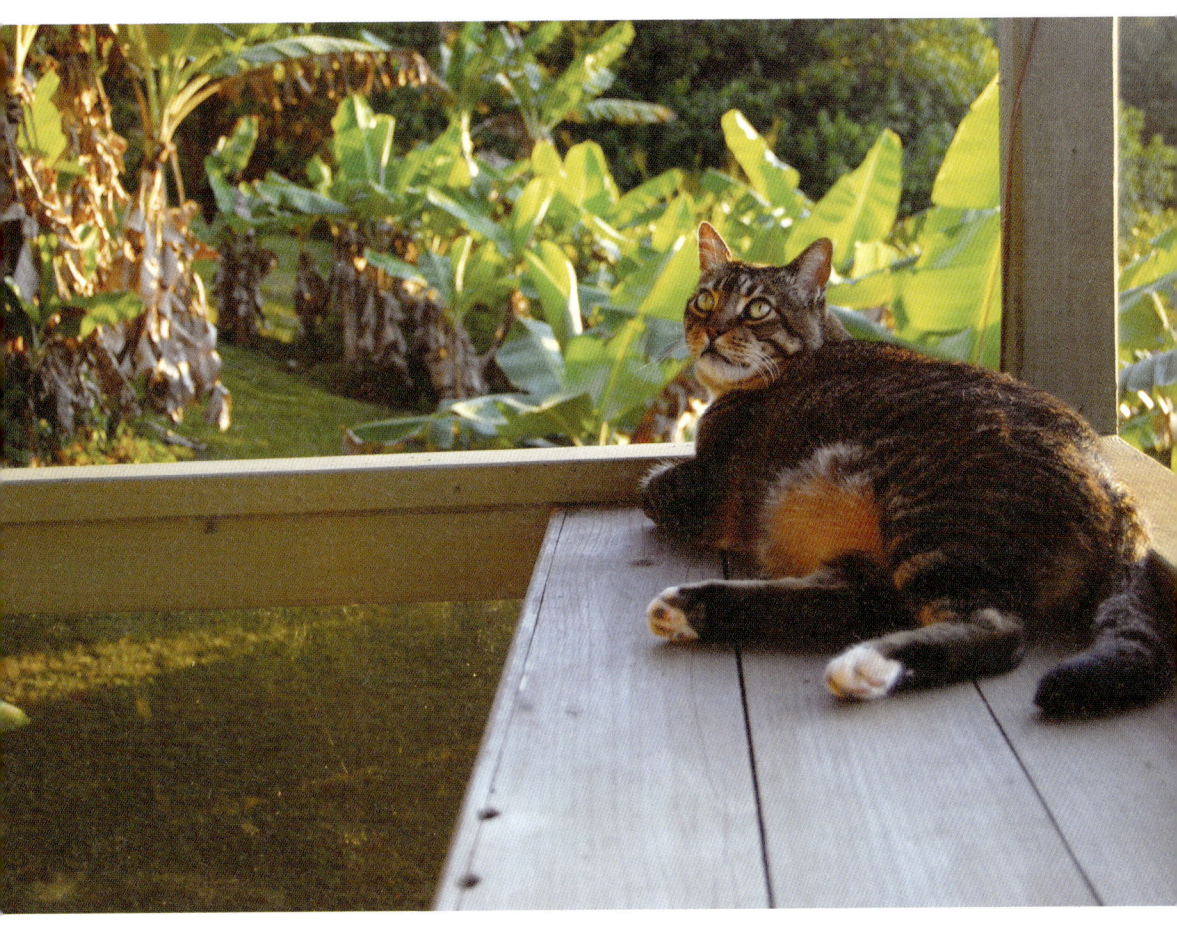

다 산 속으로 들어갔다.

이렇게 나이 마흔이 다 되어 시작한 요가가 일생을 나와 함께하리라는 생각은 전혀 하질 못했다. 내 삶의 방향을 송두리째 바꾸어놓으리라는 것도 몰랐다. 얼떨결에 아사나로 시작한 요가가 어느 틈엔가 나의 삶이 되어 있었다.

어떻게 시작하든, 요가는 요가다. 아무렇지도 않게 시작했던 연습이 때가 되니 엉뚱한 결과를 가져오기도 한다. 특별한 목적을 마음에 두지 않고 매일 조금씩 발바닥으로부터 한 숨 한 숨 시작하면 된다. 뭐라 부르건 상관없다. 이름은 이름일 뿐이다.

요즈음도 가끔 질문을 받는다. "무슨 요가 하세요?" "에, 그냥 이런저런…… 뭐 그렇게……"라고 말을 뺀다. 내가 요가를 가르친다는 걸 아는 사람들은 이렇게 묻는다. "무슨 요가를 가르치세요?" 뭔가 신비한 말을 기다린다. 무슨 이름을 대든지 문제없다는 오묘한 표정이다. 나도 혼돈시키는 무리에 끼어들기로 했다.

"'묵티mukti 요가'요!"

"아, 네……"

간혹 다시 묻는다.

"그건 무슨 요가인가요?"

"음, 그냥 이런저런…… 뭐 그런 거?"

말은 말이고, 이름은 이름이다. 세상은 요지경이 확실한 것 같고, 그래도 살아있으니 충분히 아름답다.

숨쉬기부터 죽음 너머에 이르기까지
하타 요가에서 아쉬탕가라 부르는 여덟 가지 연습

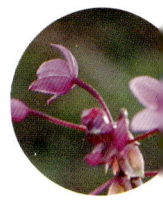

요가 경전을 공부하다 보면 "요가는 '시바Shiva'와 '샤크티Shakti'의 완벽한 혼인"이라는 표현을 흔히 접할 수 있다. 요가에서 중요하게 여기는 시바와 샤크티를 알기 위해서는 힌두 신화를 들여다보아야 한다.

힌두 신화 속의 신들은 모두 우주 안에 흐르고 있는 프라나prana(힌두 철학에서 모든 존재의 근원적인 생명력 혹은 기氣) 또는 우주적 에너지의 현시를 상징한다. 힌두 신화 속의 신들은 3주신主神인 브라마, 비슈누, 시바 외에도 크리슈나, 칼리, 데비 등 셀 수 없을 만큼 많고, 남신인 시바와 여신인 샤크티도 이들 신에 속한다.

시바란 'That which is not', 즉 '우리가 알고 말하는 모든 것이 아닌, 그것'이란 뜻이다. 현시의 세계 이전, 현상 세계가 일어나기 이전의 세계, 혹은 에너지로 가득 찬 우주의 어두움의 공간을 의미한다. 즉 모든 에너지가 다시 돌아가는 우주의 근원을 나타내는 말이다. 따라서 시바는 에너지의 근원으로 돌아가려는 힘, 즉 파괴하고 비우는 힘을 상징한다.

샤크티는 음陰, 즉 여성적인 성질을 띠며, 부드럽고 창조적이며 예술적인 우주의 성 에너지를 대표하는 여신이라고 할 수 있다. 하타 요가에서는 샤크티 에너지를 가장 중요하게 여기는데, 이를 '쿤달리니' 혹은 '쿤달리니 샤크티'라고 부르기도 한다.

쿤달리니 에너지는 부드럽게 곡선으로 움직이며 뚫는 특징 때문에 흔히 뱀의 형상으로 상징된다. 또 우리 몸에서는 척추 끝 아랫부분에서부터 똬리를 틀고 잠들어 있다는 비유로 설명한다. 거의 모든 사람의 쿤달리니는 깊은 잠에 빠져 있는데, 그 쿤달리니를 깨워 자유롭게 척추를 타고 위로 올라갈 수 있도록 하는 작업이 바로 요가이기도 하다. 그러기 위해서는 단 한 가지, 모든 것을 비워야만 한다. 몸속에 맺혀 기록되어 있는 쾌락이나 아픔의 기억, 욕망, 미움, 화를 비워야 하며, 생각과 마음, 게다가 자아까지도 비워야 한다. 그 때문에 시바와 샤크티의 완전한 결합을 곧 요가라고 부르는 것이다.

요가는 끊임없이 흘려보내고 비우는 연습이다. 그리고 이는 호흡으로부터 시작된다. 호흡은 영혼과 육체를 이어주는 다리로 비유된다. 요가에서는 내쉬는 숨과 들이쉬는 숨, 그리고 그 사이의 공간을 구분해서 연습하는데, 초점은 내쉬는 숨에 우선 맞추어진다. 이는 요가가 원래의 모습으로 돌아가는 연습, 현재 상황을 비우는 연습이기 때문이다.

얼마만큼 비울 수 있느냐에 따라 빈 공간의 크기가 허락되고, 그 공간의 침묵을 두려움 없이 받아들이고 그 안에 존재할 수 있을 때 새로운 프라나가 다시 생성될 수 있다. 그렇게 비우는 과정과 그 빈 공간의 침묵 속으로 자신을 완전히 허락하는 것이 요가 연습에서 가장 중요한 과정이다. 비로소 비워진 공간만큼 자연스레 새로운 에너지가 다시 채워지고 치유의 가능성과 새로운 생명의 가능성이 열린다. 즉 온전히 비우는 과정이 시바에 속하며, 다시 열리고 싹을 틔우는 과정이 샤크티에 해당한다.

앞서 말한 것처럼 우리가 흔히 '요가'라고 하는 것은 하타 요가를 말하는데, 이때 '하타hatha'라는 단어는 산스크리트 어에서 '하ha'와 '타tha'의 두 글자가 합쳐진 것으로 '하'는 태양, 즉 양에 해당하는 에너지를, '타'는 달, 즉 음에 해당하는 에너지를 의미하며 남성적인 기운과 여성적인 기운이 하나로 합쳐져서 흐르도록 직접 몸으로 연습하는 것을 말한다. 하타 요가에서는 진정한 영혼의 자유로움(mukti)을 위하여 영혼이 머물고 있는 우리의 몸을 존중하고 맑게 정화하여 건강하게 보존하는 것이 첫 단계라고 설명한다.

그러기 위해 몸을 뒤틀기도 하고 거꾸로 서기도 하면서 기의 흐름을 막고 있는 불순물을 제거하고 불순물들과 연관된 정신적·감정적인 불순물까지도 흘려보내는 것이다. 그렇게 정화되기 시작한 우리의 몸은 원래의 건강한 상태로 서서히 돌아가게 되며, 자연적으로 맑은 공기와 신선한 자연 음식을 선호하게 된다.

하타 요가에는 아쉬탕가라 부르는 여덟 가지 종류의 연습이 포함되어 있으며 이를 함께 연습하게 되는데, 그건 야마yamas, 니야마niyama, 아사나asana, 프라나야마pranayama, 프라티야하라pratyahara, 다라나dharana, 디야나dhyana, 사마디samadhi이다.

제일 처음 아사나 연습을 시작할 때에 '우자이ujjayi'라고 부르는 특별한

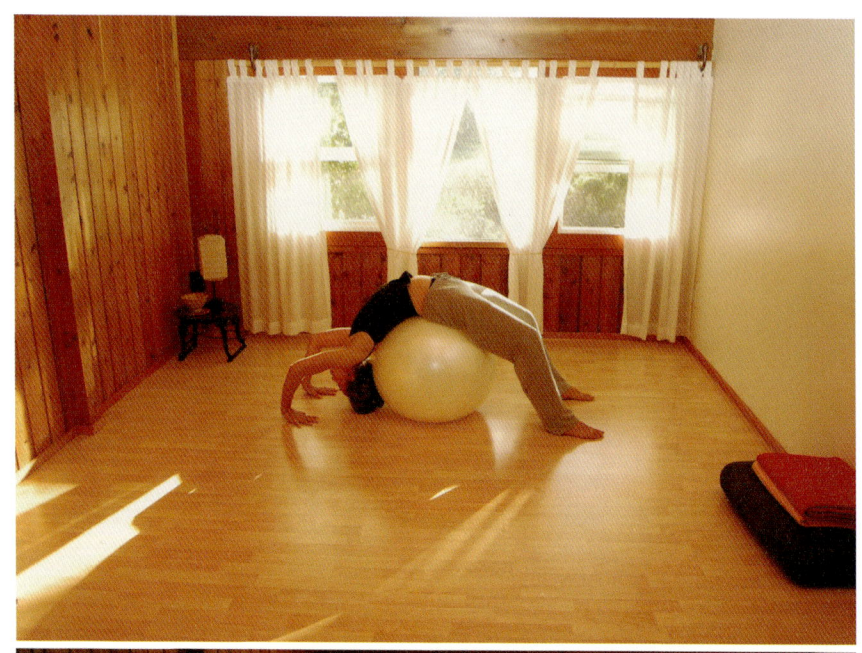
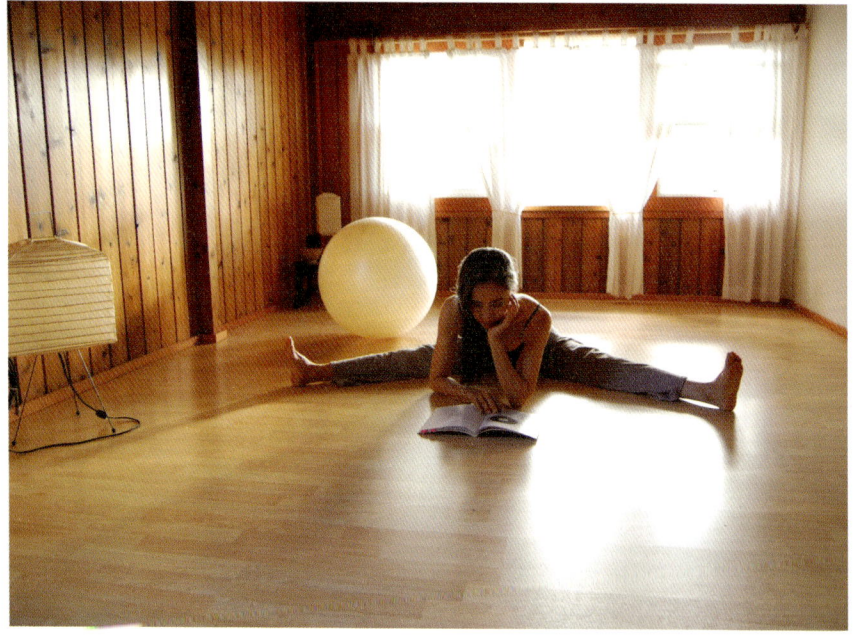

호흡과 함께 연습을 한다. 활짝 열린 목구멍을 통해 입술을 다물고 깊은 숨을 쉬는데, 입을 다물고 '옴' 소리를 내는 것과 비슷하다. 그러고는 그 숨에 맞춰 몸을 움직이며 동작을 하고, 다시 몸의 리듬에 맞추어 숨을 쉰다. 깊은 숨소리와 그 리듬에 맞추어 몸의 기운을 움직이며 우주의 춤cosmic dance을 추는 것이라고 표현하면 정확하다.

아사나가 어느 정도 연습이 되면 더 깊고 신중한 호흡법으로 나아가는데, 그것이 '프라나야마'라고 부르는 요가의 호흡법이다. 프라나야마는 신체 내면의 불꽃(에너지)을 강화시켜서 신경의 정화 작용을 하는 데 궁극적으로 중요한 역할을 한다.

이렇게 몸을 통한 정화 작업을 할 때, '야마'와 '니야마'라 부르는 연습을 하는데 요가가 어느 정도 무르익으면 자연스레 알게 되는 부분이기도 하다. 야마는 요가 수행자가 지켜야 할 윤리 의식의 표준으로, 지구의 다른 생명체들과 공존하는 데 없어서는 안 될 기본 규범이다. 비폭력과 무소유, 정직한 마음가짐, 금욕, 남의 것을 탐하지 않는 마음과 살생을 하지 않는 것 등이 이에 포함된다. 니야마는 수양을 위해 개인적으로 연습해야 하는 규범을 말한다. 몸과 마음의 순수성을 지키는 것을 비롯해 항상 만족하고 감사하는 마음, 인내, 자기 관찰, 전념 혹은 헌신 등이다.

아사나 연습이 무르익으면서 그 다음은 '프라티야하라'라고 부르는 감각 기능 통제를 연습한다. 밖을 향해서 작동하는 오관의 감각 기관을 안으로 돌리는 훈련이다. 이를 통해 어떤 상황에서도 정신을 놓치지 않고 몸과 마음을 하나로 유지하는 힘을 기를 수 있다. 이 훈련은 늘 마음을 충동시키는 물질 시대에 살고 있는 우리에게 무엇보다도 중요한 연습이며 명상을 위한 기본이기도 하다. 이런 훈련은 거르지 않고 매일같이 연습하는 것이 바람직하다.

이 '프라티야하라'는 '다라나'라고 부르는 마음 집중 수행과 병행한다. 다라나, 즉 마음을 집중하는 연습을 계속해 철저한 집중력이 생기면 어느 순간 시간의 관념이 뚫리면서 '순간'이란 체험이 가능해지며, 이때 순수하게 현재의 순간을 있는 그대로 지켜보는 '디야나'의 연습이 가능해진다. 옳고 그름을 가리는 마음이 사라지고 온전하게 평정심이 유지되는 맑은 마음이 열리는 것이다. 디야나의 '디얀dhyan'은 중국어로 번역되면서 '찬chan'이라 발음되었는데, 한자로 '선禪'으로 표기되었다. 불교의 '선' 혹은 '젠zen'의 어원이다.

이런 여러 과정을 통해서 우리 몸 안에 잠자고 있던 쿤달리니 에너지가 깨어나 우주적 에너지와 함께 흐르게 되는 것이 마지막 깨달음의 관문인 '사마디'이다. 사마디는 앞서 말한 일곱 가지 연습의 정도에 따라 자연적으로 열리는 것이며 여러 층의 사마디 체험이 있다. 그중 마지막 관문을 '마하사마디maha-samadhi'라 부른다. 마하사마디의 경지는 순수한 체험으로만 가능하기 때문에 말로는 표현하지 않지만 대강 '삿칫아난다satchitananda'라는 말로 설명이 되어 있다. 이는 '순수한 존재 그 자체sat, pure being', '완전한 깨어 있음chit, fully conscious', '황홀경ananda, bliss'이라 할 수 있다.

그러나 앞서 말한 대로 말은 그냥 말일 뿐 배우거나 머리를 써서는 알 수가 없으며 오직 수행자들이 체험으로만 만날 수 있는 최고의 경지라 할 수 있다. 특히 마하사마디의 경지는 수행을 통해 몸을 벗어버리고 죽음의 경지를 체험하거나 아니면 직접 죽음을 통과해서 육체적인 한계를 벗어나는 경지이므로,

요가에서는 처음부터 아사나를 통해 '사바사나savasana'라고 부르는 연습을 매일 하게 된다. 사바사나는 오관으로 제한된 몸의 한계를 알아차리고 모든 것을 놓고 비우는 경지를 매일 조금씩 연습하는 것인데, 이는 때가 되었을 때 사마디의 관문으로 훌쩍 뛰어넘을 수 있는 기본 자세를 익히는 것이다.

이 여덟 가지 연습을 모두 합한 것이 하타 요가이다. 이 가운데서 어디에 중점을 두느냐에 따라 미용 요가에서부터 파우어 요가나 아쉬탕가 요가, 치유 요가 등 갖가지 다른 이름이 붙기도 하며, 아행가 요가나 비크람 요가와 같이 스승이 자신의 이름을 직접 붙여서 가르치는 요가 또한 적지 않다.

이렇게 여러 가지 이름으로 불리며 연습하는 하타 요가 이외에도 요가에는 수행과 명상을 구체적으로 수행하는 냐나 요가, 바크티 요가, 그리고 하타 요가가 속해 있는 카르마 요가, 라자 요가 등이 있음은 이미 말한 바와 같다.

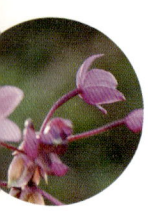

영혼이 깃든 작고 성스러운 보금자리
오직 겸손함으로 몸이라는 성전을 돌보다

요가를 연습하는 사람이 끊임없이 지켜야 할 중요한 마음의 상태가 몇 가지 있다. 그중 하나가 '초보자의 마음 beginner's mind'이다.

초보자의 마음이란 무엇인가로 꽉 차 있는 마음의 상태를 비워 어린아이 같은 단순한 의식으로 돌아오는 것을 말한다. 요가를 할 때마다 우선 무엇이든 내가 안다는 생각을 내려놓아야만 한다. 그동안 일어난 모든 일과 사건도 일단 마음에서 내려놓아야 한다. 또한 그동안 연습하고 익혔던 요가에 대한 상식을 비우고 처음으로 요가를 대하는 사람처럼 매번 단순하게 바닥에 내려앉아야 한다.

이는 요가를 수행하는 과정에서도 마찬가지다. 한 동작이 끝날 때마다 숨을 돌려 모든 것을 비우고 다시 빈 마음으로 다음 동작을 시작해야 한다. 몸 상태나 기분이 좋다고 해서 전날 아무 무리 없이 잘했던 깊은 동작들로 바로 들어가려고 하면 의외로 심각한 사고나 부상을 입을 수 있다. 간단한 동작이라

해서 자만심을 갖는 것은 금물이다. 언제나 요가를 처음 시작하는 사람처럼 코끝에 닿는 공기의 감촉으로부터 시작해서 지금 이 순간만 존재하는 듯 매번 다시 시작하는 것이다.

"무엇인가로 꽉 차 있는 전문가적인 마음에는 새로운 가능성이란 없다. 그러나 초보자의 마음에는 모든 것이 가능하다." 요가를 연습하는 사람들은 이 법칙을 잊지 않아야 한다. 이미 배워서 가지고 있는 것들에 대한 자부심보다는 그것을 비워 가능성으로 가득 찬 공간을 마련하는 작업에 전념해야 한다.

요가를 수행하는 이들에게 '시작하는 마음' 다음으로 중요한 것은 겸손이다. 그것은 자존심을 내려놓고 자아로부터 자유로워지는 연습이기도 하다. 요가 철학은 거대하게 부푼 우리의 에고가 몸 안에서 주로 대뇌 앞부분에 위치해 있다고 설명한다. 그 때문에 우리의 모든 행동이 머리로부터 시작되는데 그것은 요가를 연습하는 과정에서도 예외가 아니다. 요가를 연습할 때 보면 자신도 알지 못하는 사이에 머리 앞부분부터 움직여 자세로 들어가기도 하고, 다시 머리부터 움직이며 동작에서 빠져나오기도 한다. 그러나 전통적인 하타 요가에서는 이것을 철저하게 금한다.

요가를 공부하고자 하는 사람은 첫 시간부터 단전 부근에 있는 몸의 중심을 찾는 것이 무엇보다도 중요하다. 모든 요가 동작은 그곳으로부터 움직이기 시작하여 그 파장을 따라 맨 마지막에야 머리로 연결이 되어야 한다. 에고를 앞세워 머리를 중심으로 세상을 살아오던 우리 모두에게는 쉬운 일이 아니지만, 그 간단한 동작들이야말로 에고에 혹사당하는 우리 몸을 진정시키고 에고 중심의 삶을 마음 중심의 삶으로 변화시키는 데 직접적인 역할을 하는 수련이다.

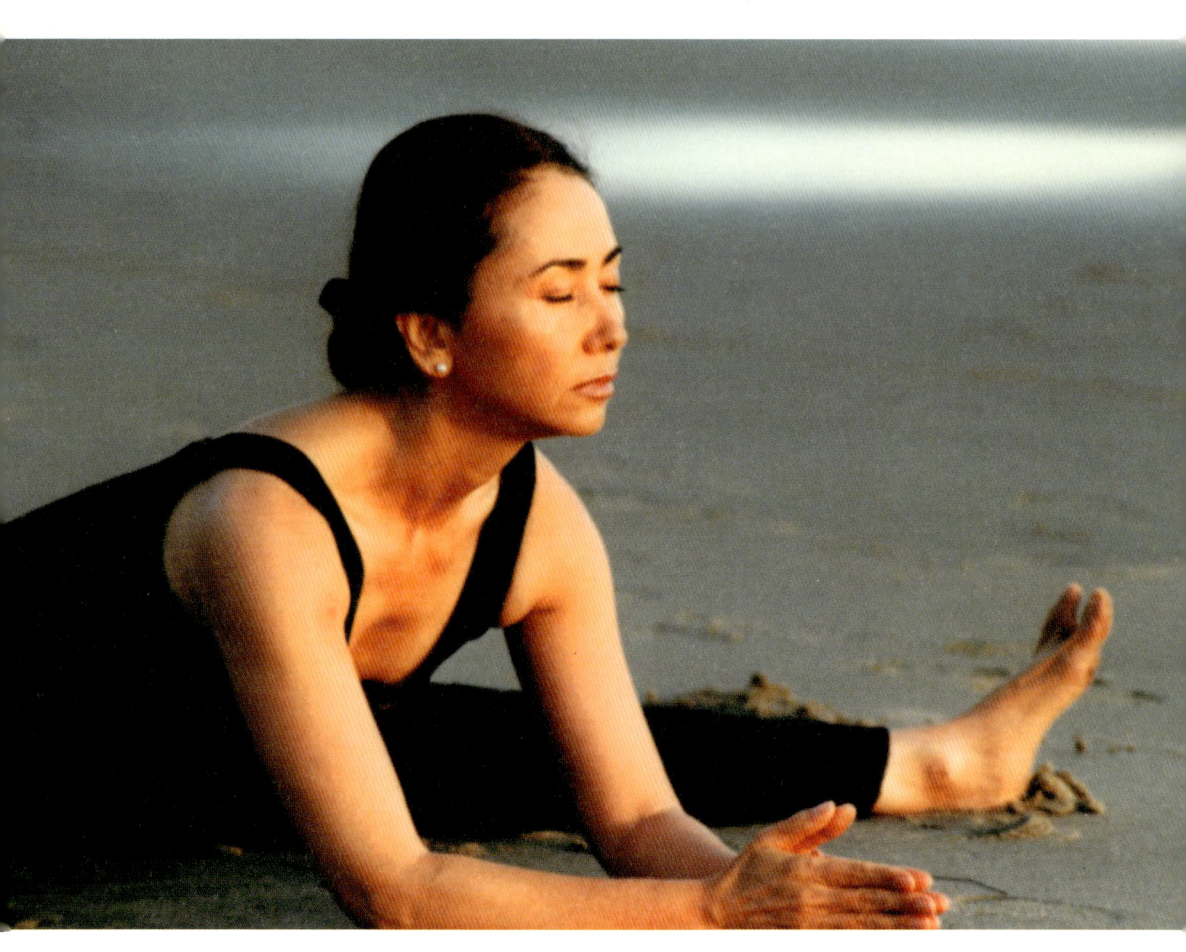

이외에도 요가의 아사나에서는 머리를 몸의 중심보다 더 낮은 곳에 두는 자세를 많이 취한다. 요가에 들어가기에 앞서서도 이렇게 에고의 순종을 연습한다. 또한 머리를 낮은 곳으로 향하거나 아예 바닥에 두고 몸을 높게 하는 동작들에 많은 비중을 두며, 연습이 끝난 뒤에도 에고의 겸손을 상징하는 예법으로 앉은 자세에서 이마를 땅에 대는 동작으로 마무리를 한다. 아무리 지위가 높고 유명하며 권력이 있고 가진 것이 많다 해도 예외는 아니다. 요가를 연습하는 동안에는 에고의 환상을 모두 내려놓고 진정한 한 인간으로서 자신의 몸과 영혼 앞에 겸손하게 서지 않으면 안 된다.

하타 요가를 연습할 때에는 간단하고 편한 의상을 입고 모든 장신구마저 거둔 채 바닥에 덩그러니 맨발로 앉거나 서서 빈손으로 자기 자신과 씨름을 한다. 때로는 옆에 있는 사람의 땀 냄새가 코를 찌르는가 하면 못생기고 냄새 나는 발가락을 남들 앞에서 내두르는 것 또한 여간 불편한 일이 아니다. 허나 요가 연습을 하다 보면 어느 틈엔가 그 발가락이 귀엽게 느껴지고, 땀내 나는 사지를 사방으로 벌리고 바닥에 누워 있는 것이 아무렇지 않게, 오히려 편안하게 느껴지기 시작한다.

그렇게 서서히 자존심의 가면을 거두고 진실을 받아들이기 시작하면 사회적 체면이나 지위에 관계없이 인간미로 가득한 푸근한 사람으로 돌아오게 된다. 남들이 뭐라 해도 흥분하거나 상처받기보다 이해심과 자신감이 생기고 더 이상 가식적인 것들로 자신을 치장해야 할 이유를 느끼지 못하게 된다. 이것이 바로 겸손한 자아의 연습이다.

요가는 욕구 충족을 위한 에고의 끝없는 장애물 경기로 인해 지칠 대로 지쳐버린 우리에게 가장 기본적이고도 단순한 방법을 제시한다. "모든 것을 잠시 멈추고, 있는 그대로 그 자리에 내려앉으라." 즉 멀리 앞을 내다보지도 않고 뒤를 돌아다보지도 않으며 단순히 그 자리에 내려앉아 자신의 가느다란 숨소리를 들여다보는 것으로 첫 단계 연습을 하라고 권유한다.

그렇게 숨소리를 들여다보고 있노라면, 잔뜩 긴장해 움츠러든 몸으로 얕은 숨을 할딱거리고 있는 자신을 발견하게 된다. 서서히 가슴을 펴면서 긴 숨을 들이쉬고 천천히 내쉬는 것이 다음 단계의 연습이다. 요가를 가르치는 동안 나는 이 단계에서 거의 대부분의 초보자들이 거꾸로 숨을 쉰다는 사실을 발견했다. 숨을 들이쉬면 배가 불러지면서 가슴이 앞뒤로 커져야 하는 것이 당연하지만, 대개 그 반대의 현상을 보인다. 숨을 내쉴 때에도 가슴이 줄어들면서 복부가 안으로 딸려 들어가 아래쪽으로부터 허파를 밀어 공기가 위로 빠져나가도록 하는 것이 원칙이지만, 그렇게 숨 쉬는 사람은 아주 적은 숫자에 불과하다.

언어와 수학, 과학 등의 학문만을 집중적으로 가르치는 교육 방법에 익숙해져 있던 우리는 요가를 하면서 이 세상에 태어난 지 수십 년 만에 처음으로 제대로 숨 쉬는 방법을 대하게 되는 셈이다. 게다가 바로 서는 방법 그리고 걷는 방법, 또 앉는 자세와 눕는 자세까지 그동안 신경 쓰지 않고 무관심하게 내버려두었던 자신의 몸에 대해 마침내 관심을 가지고 체계적으로 배우게 되는 것이 하타 요가의 기초적인 연습이다.

우리 몸은 영혼이 깃들어 살고 있는 작고 성스러운 보금자리다. 열심히 벌어 장만한 집은 깨끗하게 청소를 하고 가꾸며 정기적으로 수리를 하면서, 우리의 영혼이 머무는 이 몸은 대수롭지 않게 취급을 한다. 마구 섭취하는 온갖 음식물과 배설되지 않은 오물들이 가득 찬 채로 쓰레기통처럼 방치되어 있는가 하면, 그 모습을 마땅치 않게 여긴 나머지 칼로 째서 꿰매고 독극물로 물들이고 졸라매어 고문한다. 가장 신성해야 할 영혼의 성전이 생각 없이 던져 넣는 물질들로 인해 악취로 가득 차 있고, 정신없이 바쁘게 사느라 늘 주인 없이 비어 있다. 이 몸체가 없다면 우리의 영혼은 머물 곳이 없다. 우리 몸이 깨끗하지 않거나 병들어 있으면 영혼의 맑은 체험 또한 기대할 수가 없다.

잠시 사는 동안 귀하게 받은 이 몸을 깨끗하게 유지하고 무너져 내리기 전에 손보아 주는 것은 당연한 행동이며 창조주에 대한 최소한의 예의이다. 그리고 마음 또한 정결하게 가다듬어 소중하게 유지하는 것이 우리가 할 수 있는 가장 적절하고 기본적인 행위일 것이다. 단 한 번 주어진 단 하나의 성전 안에서 불만 없이 기쁜 마음으로 깨끗하게 기거한다면, 그것이야말로 신에 대한 존경과 자신에 대한 사랑을 실천하는 제례일 것이다.

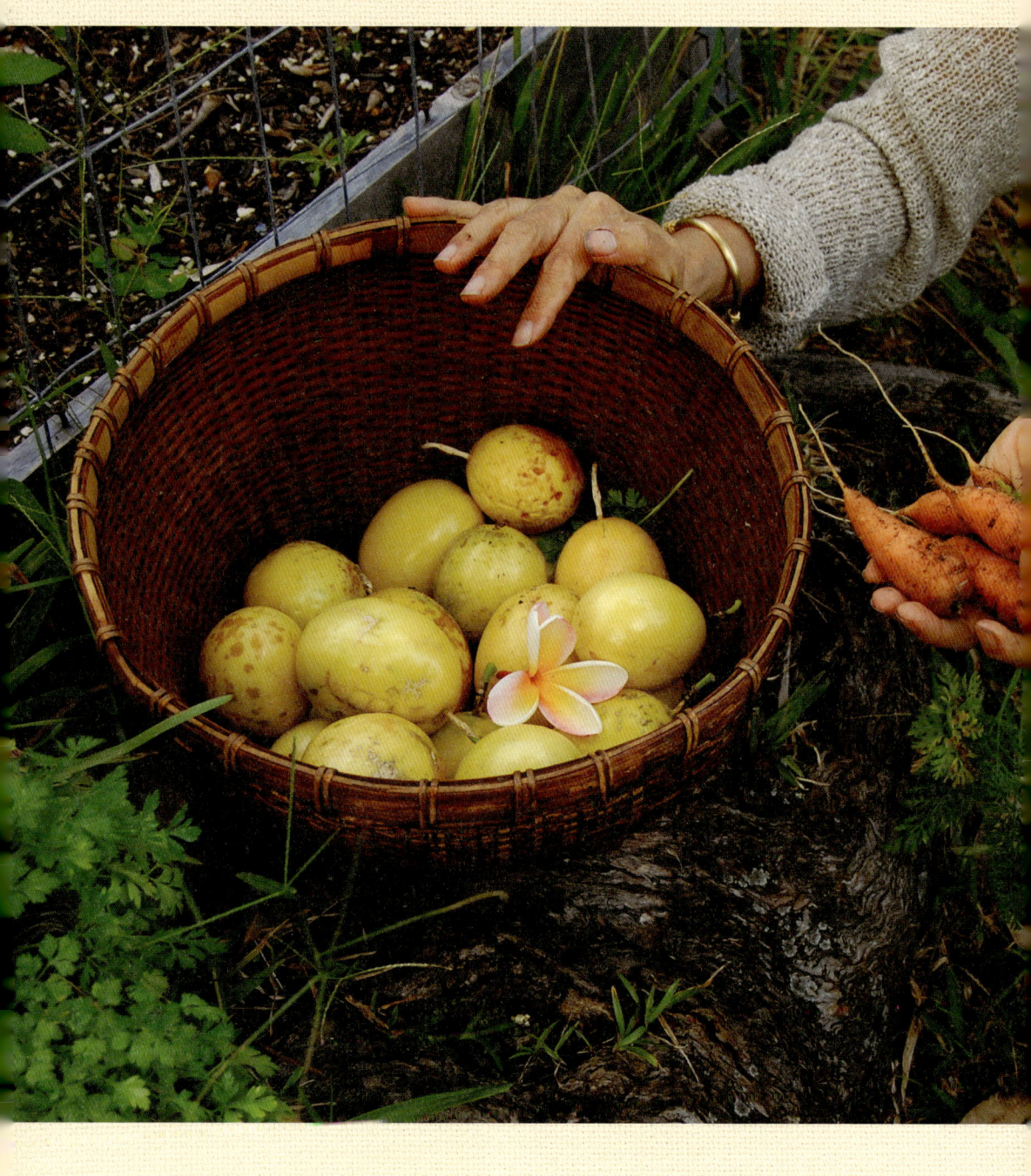

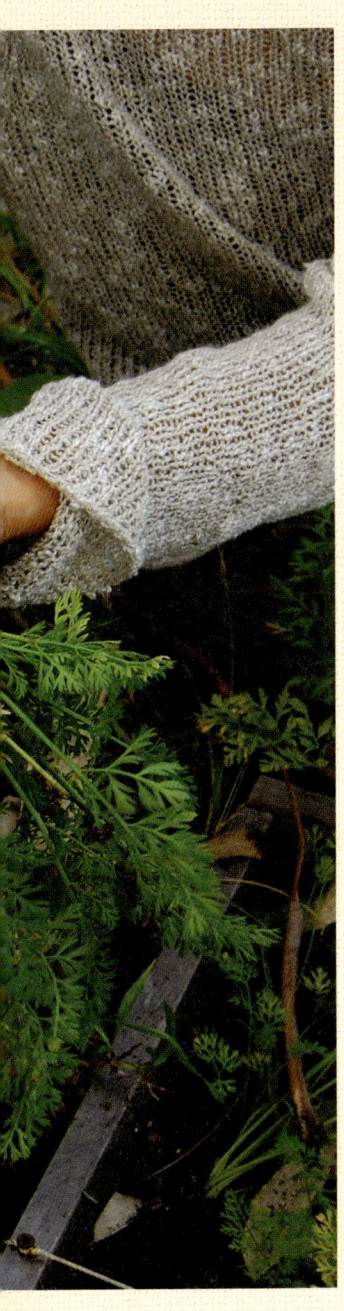
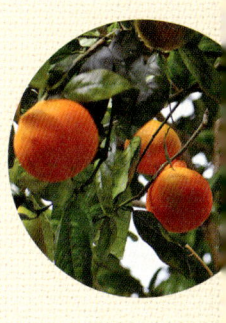

PART 4

음식, 내가 먹는 것이 곧 나다

음식은 각 개인의 체질과 모습까지 결정지어 준다. 오늘 무엇을 먹느냐에 따라 내일의 건강이 결정되고, 지금 이 순간 얼마만큼 깨어 어떤 생각을 하느냐에 따라 내일의 운명이 결정된다.

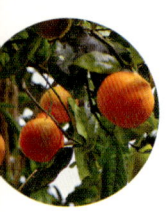

음식에 대한 탐심, 순간적인 행복감
배고픔이 진실인지, 착각인지도 모른 채

점점 좁아지는 세계 속에서 숨 가쁘게 살아가는 현대인들은 늘 바쁘게 움직이면서도 그 가운데서 다양한 즐거움을 누린다. 그리고 항상 쉬지 않고 무언가를 먹고 마신다. 특히 도시 생활을 하면서 거리의 구석구석을 점령하고 있는 음식점 문화와 그곳에서 물밀듯이 밀려나오는 온갖 음식들은 우리의 감각을 쉴 새 없이 자극하고, 그 유혹을 뿌리치기란 쉬운 일이 아니다.

그뿐만 아니라 매일 보고 먹는 음식인 데도 불구하고 먹을 때마다 늘 흥분이 되고 새로운 기분이 든다. 음식점으로 들어서는 순간 이미 그곳에 와서 먹고 있는 다른 사람들의 음식을 보기만 해도 불과 몇 시간 전에 내가 배부르게 먹었던 음식들에 대해서는 새까맣게 잊어버린 채 자연스럽게 눈이 휘둥그레지면서 군침이 흘러나온다.

개인의 지능과는 상관없이 반사 신경의 노예가 된 몸은 지금까지 알고 있던 좋고 나쁜 음식에 관한 간단한 상식까지도 기억해 내지 못하고, 메뉴를 보

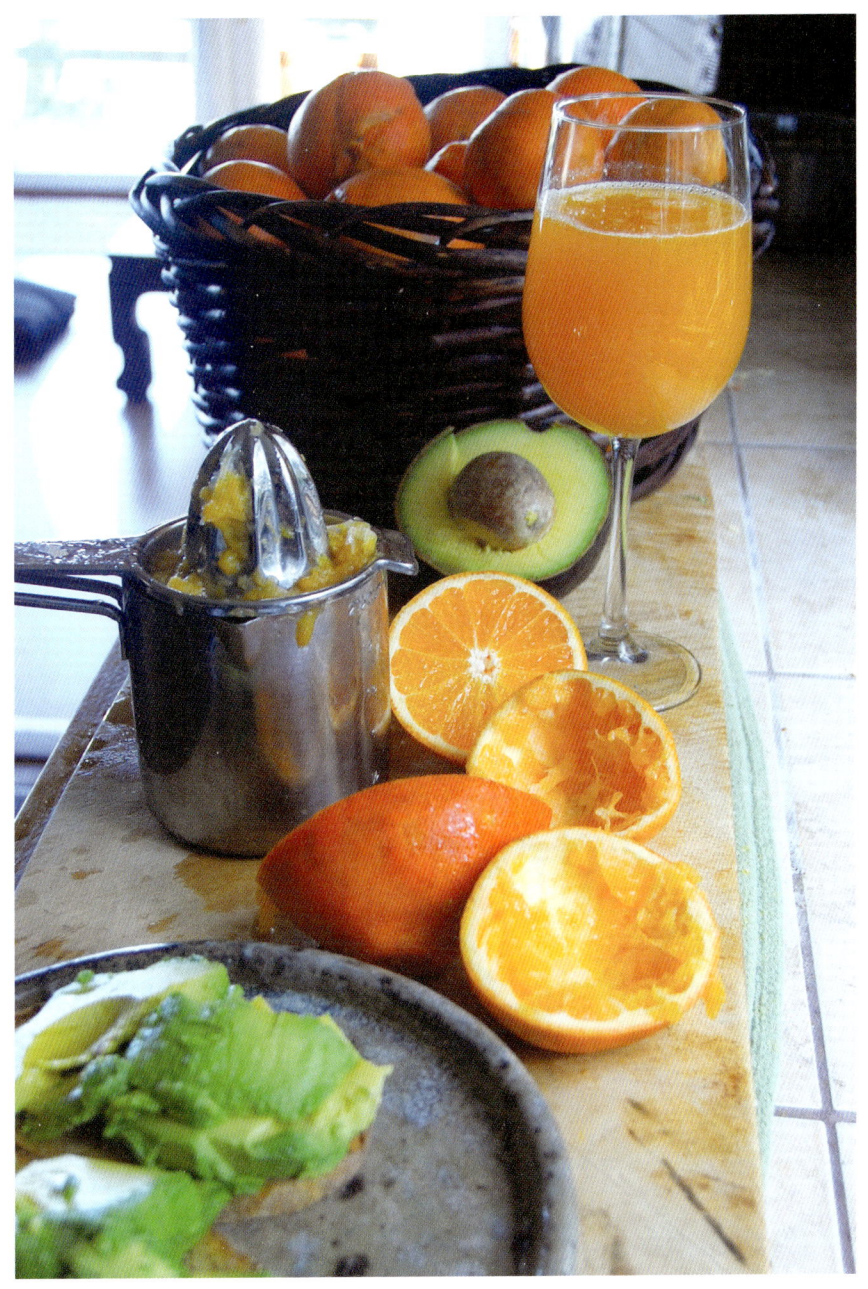

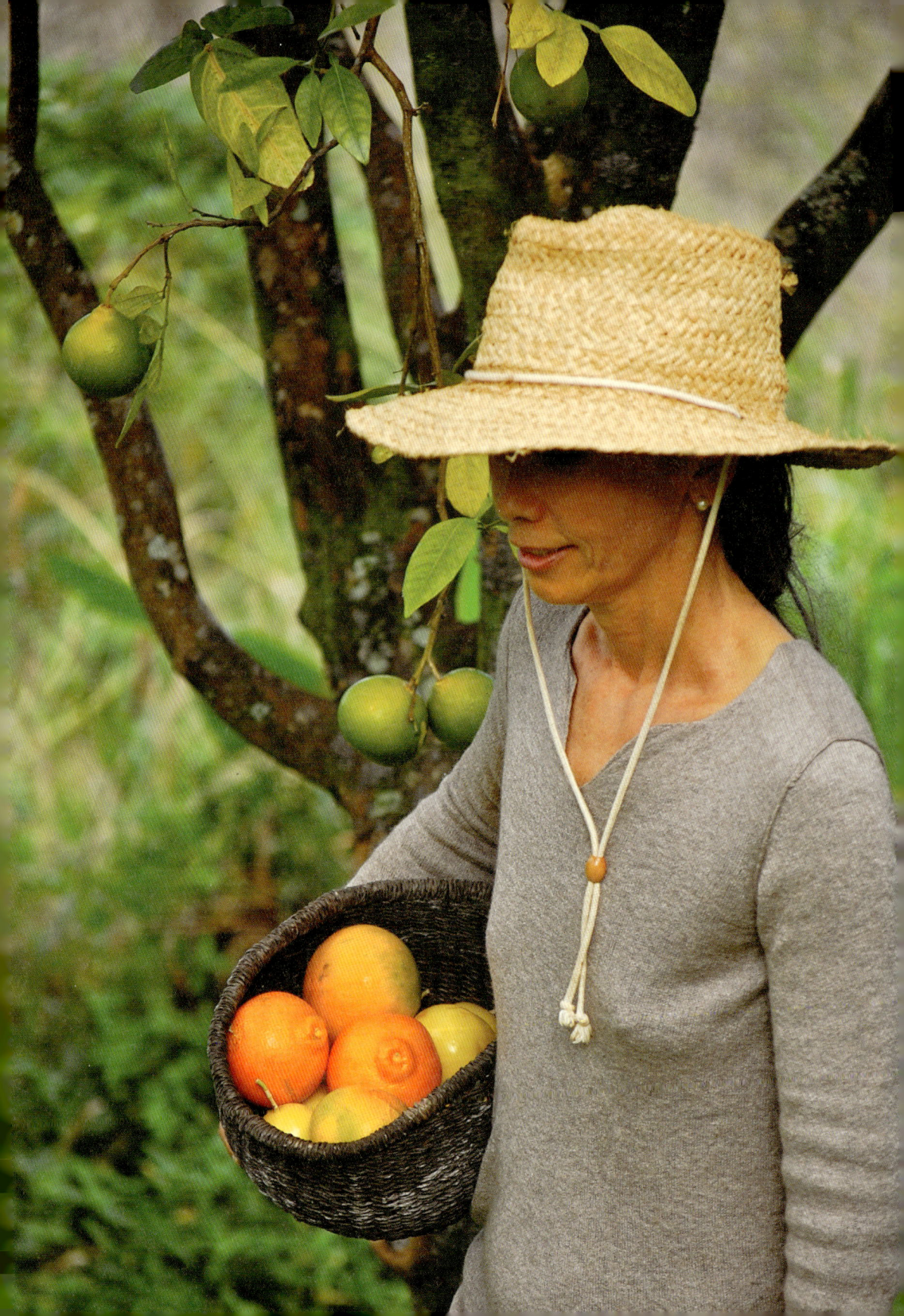

는 순간 그저 행복감에 흠뻑 빠진 허기진 동물로 단숨에 변하고 만다. 그 배고픔이 진실인지 아니면 배고프다고 착각하는 것인지도 모르는 채 배고프다고 느끼면서 배고픈 것이 천만다행이라는 생각마저 들 뿐이다.

마침내 더 이상 먹지 않아도 될 만큼 맛있는 음식으로 배가 잔뜩 불러지면 당분간 다시는 음식 생각을 하지 않을 것 같은 느낌이 잠시 들지만, 반짝이는 은쟁반에 옹기종기 담겨서 옆 테이블로 지나가는 디저트를 보는 순간 마음이 달라진다. 그러고는 곧 옅은 갈색에 하얀 거품이 피어오르는 한 잔의 카푸치노 향이 그리워진다.

다리가 높은 커다란 유리잔에 아직도 3분의 1쯤 남아 있는 붉은 포도주의 색깔은 세상을 다 얻은 듯한 뿌듯함으로 잠시나마 온화하게 마음을 감싸주지만, 또 그것에 맞추어 입 안에서 살짝 녹는 고소하고 퀴퀴한 치즈 한 조각을 더 생각나게 한다.

마침내 식사를 마친 뒤, 만족감에 흠뻑 젖은 채 천천히 걸으며 집으로 돌아오는 길에서 온 도시를 통틀어 가장 맛이 좋은 곳이라는 광고가 휘날리는 아이스크림 가게를 만난다. 초콜릿 칩이 박힌 더블스쿱 민트 아이스크림이 또 탐이 난다. 멀지 않은 곳에 이탈리아 사람이 경영하는 젤라토 가게의 반짝거리는 네온도 눈에 뜨인다.

더구나 그 자리에서 만든 생크림을 금방 구운 아삭아삭하고 오동통한 퍼프볼 페스트리Puffball pastry에 즉석에서 꼭 짜서 넣어주는 크림퍼프Cream puff 가게를 그냥 지나친다는 것은 불가능한 일이다. 부드럽게 뽀득거리는 얇은 종이를 깐 노란 상자 안에 여섯 개씩 가지런히 넣어주는 크림퍼프를 손에 들고 축제의 날인 양 흥청거리는 서쪽 브로드웨이를 걸어 마침내 아파트에 도착한다. 문을 열고 들어서자마자 코트를 벗어 옷걸이에 걸며 친구에게 묻는다.

"우리 무슨 차 마실까?"

적은 양의 간단한 음식을 섭취하는 것이 건강의 조건 중에서도 가장 중요한 것임을 모르는 사람은 아마도 거의 없을 것이다. 그러나 지능지수가 상당히 높은 사람임에도 불구하고 음식을 앞에 둔 채 그것을 기억해 내서 지킬 수 있는 사람 또한 거의 없다. 이런 음식에 대한 탐심은 일시에 지성과 감성을 한꺼번에 노예로 부리면서 자신을 합리화시키고 만족의 대가로 순간적인 행복감을 약속한다.

온화한 불빛 아래 진하게 아른거리는 붉은 포도주잔을 들어 혀끝으로 음미하면서 망상이라기에는 너무나 진실하기만 한 그 행복감으로, 인간은 아무런 조건 없이 흠뻑 빠져들기를 두려워하지 않는다. 그리고 노래를 부르며 또 춤을 추기도 하면서 다시 교미의 순간을 엿보고 그렇게 인류의 역사는 지속된다.

외롭고 허전한 마음을 음식으로 채우다
자연과 동떨어져 신의 존재를 느끼지 못하는 현대인들

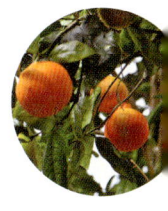

새벽 동이 트기 전에 아직도 깊게 드리워진 어두운 침묵을 칼날같이 가르면서 제일 먼저 목청을 터트려 노래를 부르는 새가 있다. 어찌나 청명하고 요란하게 지저귀며 소리를 뽑아대는지 새벽잠에 푹 빠져 어디론가 떠나 있던 나의 의식이 단번에 돌아와 다시 살아 깨어난다.

곧이어 다른 녀석들이 줄지어 목청을 터트리고, 어느 틈엔가 나의 2층 방 창문 밖에서는 온갖 새들의 요란스러운 합창이 새벽의 마지막 어둠을 뒤흔든다. 얼마 있지 않아 영락없이 어슴푸레하게 유리창 밖이 밝아오고 그 빛에 밀려 칠흑 같은 어두움이 희끄무레하게 그 힘을 잃어간다. 어찌 보면 그 새소리가 짙푸른 새벽빛을 모셔오는 것 같기도 하고, 아니면 새소리 때문에 깊은 침묵이 갈라지면서 어두움이 밀려가는 것 같기도 하다.

잠시만 더 이불 속에 누워 달콤했던 꿈속 이야기를 마무리 지어볼까 하고 눈을 감은 채 이불 홑청을 머리까지 둘러써 보아도 아무 소용이 없다. 무슨 큰일이라도 터진 듯 있는 대로 수선을 피워대며 떠들어대는 통에 더 이상 잠자리에서 버틸 수가 없다. 어두운 밤이 지나고 밝은 빛이 다시 돌아온다는 것이 이토록 기뻐해야 할 일이라는 것을 매번 다시 일깨워준다. 그리고 그 녀석들의 신나는 환희의 노랫소리와 함께 잠에서 깨어나 새벽을 맞을 수 있다는 것이 더없이 고맙기만 하다.

생명이라는 것이 존귀하고 아름다운 것처럼 그 생명을 약속하고 창조하는 빛이야말로 또한 가장 아름다운 것이다. 그리고 그런 빛이 다시 떠오르는 일보다 더 귀하고 중대한 일은 없을 것이다. 그 빛으로 인해 우리 모두는 이 땅 위에서 생명을 부여받게 되었고 그 빛에 의존해서 살아가고 있다.

길가에 나지막하게 피어오르는 씀바귀 풀 한 포기이거나, 두 날개를 활짝 펴고 파란 하늘을 나는 흰 두루미이거나, 아니면 지금 막 잠에서 깨어나 빛을 반기고 있는 내 자신이거나, 우리는 모두 같은 것으로 만들어진 빛의 창조물이며 운명적으로 같은 시간과 장소에서 공존하는 한 자신의 다른 모습들일 뿐이다.

그것이 바로 자연이다.

자연은 온갖 생명체들이 서로에게 의지하며 스스로 그렇게 공존하는 세상을 말한다. 우리말에 '이 세상'과 '저 세상'이라는 말이 있는데, 이때 말하는 '이 세상'이 바로 그 자연의 세계이다. 어느 날 우리가 이 자연의 세계로 깨어나듯 태어난 것이다. 나뿐만 아니라 이곳에 있는 모든 것들이 이 현상 세계로 꿈같이 태어난 것이다. 같은 시간의 흐름 속에 깨어 있고 투명한 공간 안에서 함께 춤춘다. 그 자연 안에 내가 속해 있으며 내 안에 자연이 있다.

씀바귀 한 포기의 얼굴 안에 내 얼굴이 들어 있고, 바람을 타고 나는 두

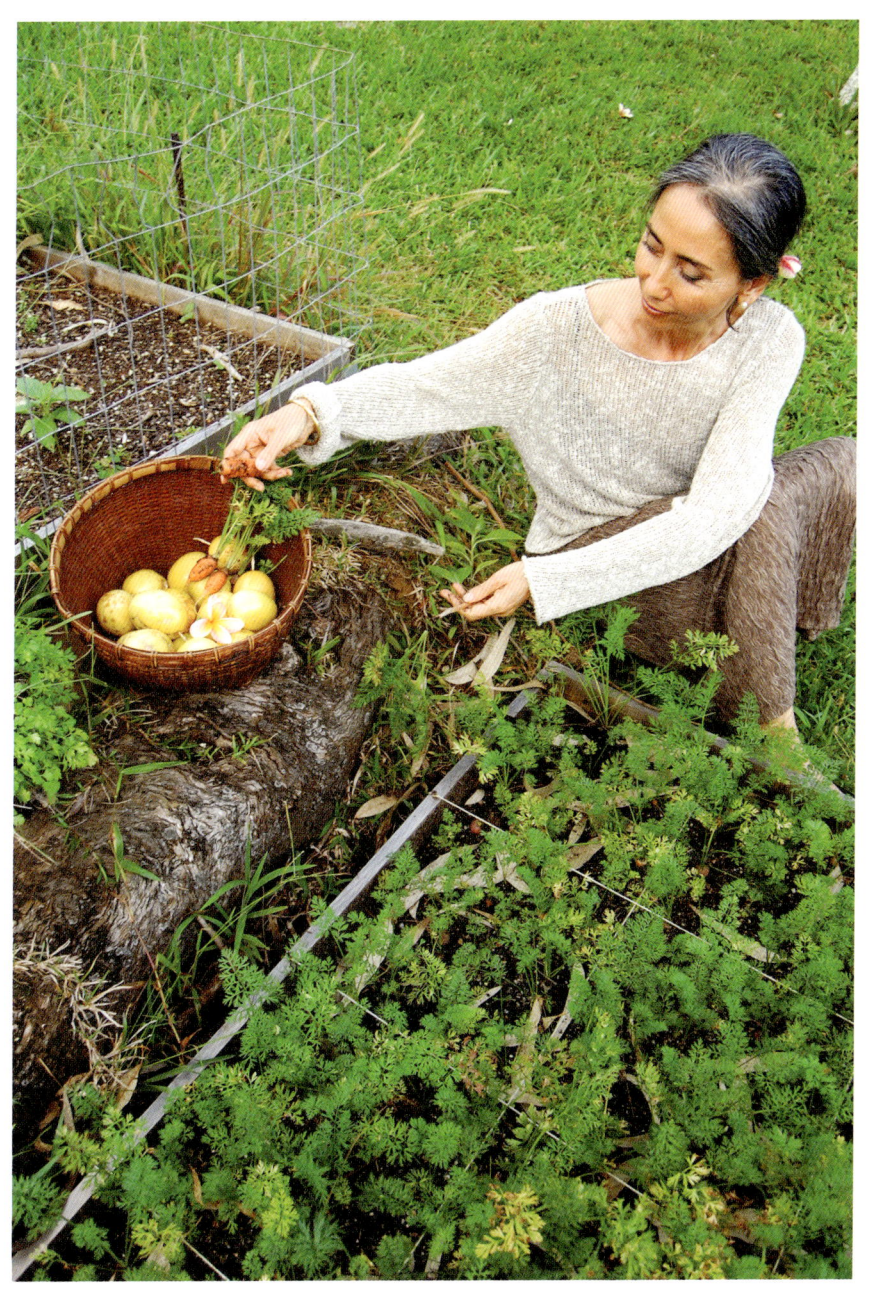

루미의 날개를 타고 내가 날며, 강가에 서 있는 느티나무가 있기에 내가 이곳에서 숨 쉬고 있다.

나의 검은 눈동자 뒤에는 살아 숨 쉬는 지구의 눈망울이 있다. 깨어 있는 신의 마음이 지켜보고 있다. 나의 눈이 곧 신의 눈이며 또한 신의 목격자이다. 숨 쉬는 자연 안에 신이 존재하며, 목청을 뽑아 노래하는 새벽의 새들과 함께 신은 노래 부른다.

자연과 동떨어져서 신의 존재를 느끼지 못하는 현대인들의 마음은 깊은 외로움으로 앓고 있다. 그리고 그 외로움을 극복하기 위해서 안간힘을 쓰며 살고 있다. 아무리 바쁘게 뛰어다니며 열심히 살아도 메워지지 않는 허전한 마음은 더욱 심각해지고, 아무리 많은 사람들과 함께 어울려도 외로움은 좀처럼 가시지 않는다.

단지 끊임없이 솟구쳐 오르는 크고 작은 욕구들을 충족시키기 위해 중독자들마냥 배회하지만 충분한 만족감은 느껴지지 않는다. 그때마다 그 외롭고 허전한 마음을 잠시나마 메우는 데는 음식만 한 것이 없다.

텅 빈 듯 느껴지는 가슴을 포만감으로 대치하고 늘 쓸쓸하고 불안한 기분은 무언가를 먹고 마시는 행위로 위로하고 다스린다. 그 덕에 손쉽게 입에 넣을 수 있는 무언가를 늘 달고 다니면서 먹고 마신다. 어머니의 젖꼭지를 하루 종일 놓지 않고 빨아대는 어린아이들처럼 손에 무언가를 잡고는 홀짝거리는 것이 평범한 유행으로 여겨지고 있다. 어느 심리 연구 기관에서는 어머니의 젖을 먹지 못하고 자란 현대인들이 궁핍한 마음과 공허한 정신 상태를 채우기 위해서 우유병을 빨듯 늘 무언가를 빨며 마셔낸다고 주장을 하기도 한다.

공교롭게도 대개 이런 먹을거리에는 설탕이나 유제품이 들어가 있는 것이 많으며, 기의 균형이 맞지 않고 영양가가 아주 낮아 고갈 상태가 해소되지 않는다. 오히려 자연과 분리된 채 병들어가고 있는 현대인의 몸과 마음을 더욱 병들게 한다.

포장이 잘되어 있는 인스턴트 식품이나 재미로 먹을 수 있는 오락 식품, 기호 식품, 그리고 자극성이 강한 주전부리 등 갖가지의 가공 식품들은 꼭 배가 고프지 않더라도 생각 없이 쉽게 먹게 되는 먹을거리다. 그뿐만 아니라 배가 고프다 하더라도 현란한 포장과 달콤한 광고 문구에 현혹되어 그것을 음식으로 착각하고 먹게 된다.

그러나 보관 기간을 늘이기 위해 첨가된 방부제나 모양을 내기 위한 색소, 맛을 돋우기 위한 식품 첨가물 등과 같이 심각한 병을 일으키는 화학 물질이 버젓이 함유되어 있는 가공 식품들을 진정한 의미에서 음식이라고 부르기에는 적당치 않다.

아무리 문명이 발달하고 과학 기술이 고도로 발달했다 하더라도 우리의 몸은 예전이나 다름없이 유기 생물체에 불과하다. 따라서 화학 물질을 감당할 만한 조건이나 능력을 가지고 있지 않다. 오직 자연 안에 있는 또 다른 유기 생물체만을 섭취하고 분해하여 흡수한 뒤 배설할 수 있도록 그 구조가 짜여 있다.

영어 속담에 이런 말이 있다. "당신이 먹는 그것이 바로 당신이다."(You are what you eat.)

무엇을 먹느냐에 따라 그 사람의 생긴 모습이 변하며 성격과 마음까지도 달라진다. 걸신들린 사람처럼 지저분하게 온갖 것을 먹어대는 사람들을 보면 그 모습 또한 지저분하고 마음도 어둡다. 그러나 신선하고 향기 나는 것으로 음식을 삼는 사람들을 대하면 피부가 투명하고 맑은 기운이 돌며 몸에서도 좋은 향내가 나게 마련이다. 그뿐 아니라 성격이 온순하며 평화롭고 안에서 지혜로움이 흘러나온다.

대형 식품점 계산대에서 계산을 하기 위해 줄을 서 있는 사람들의 장바구니를 들여다보면 더욱 재미있다. 모두가 하나같이 자신의 생긴 모습이나 건강 상태를 그대로 말해주는 듯한 식품들로 바구니를 채우고 있다. 아직 나이가 젊은 사람들일 경우에는 그 사람의 미래의 모습이 그 안에 고스란히 담겨 있기도 하다.

이렇게 음식은 각 개인의 체질과 모습까지 결정지어 준다. 오늘 무엇을 먹느냐에 따라 내일의 건강이 결정되고, 지금 이 순간 얼마만큼 깨어 어떤 생각을 하느냐에 따라 내일의 운명이 결정된다.

당신의 '컴포트 푸드'는 무엇인가요?

몸이 기억하는 음식, 마음이 기억하는 음식

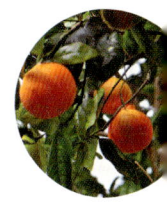

　　나는 온 국민이 먹고살기 위해 안간힘을 쓰던 전쟁 직후에 태어나 한국 전쟁을 경험하고 살아남은 불운의 세대, 부모님의 세대가 살아가는 모습을 지켜보며 자랐다. 오늘날까지도 철저하게 모든 것을 아껴 쓰는 검소한 생활 습관과 작은 것 하나까지도 귀하게 여기고 기뻐하는 강한 기질의 그분들을 볼 때마다 가슴 깊은 곳에서 죄송한 마음과 함께 늘 존경심이 솟아오른다.

　　먹는 것도 예외는 아니다. 집 근처에 있는 길가 공유지나 아파트 단지 주변에 조금이라도 빈터가 있으면 무엇이든 씨를 뿌려 농사를 지으신다. 그러고는 열심히 그것들을 조물조물 거두어들이신다. 말리고, 절이고, 가루를 내고…… 이렇게 보관한 농산물을 기회가 있을 때마다 자식들의 손에 들려서 보내주시려 애쓰신다. 그렇지 않으면 아무리 먼 곳이라도 기어이 우편으로 보내주신다. 그분들을 잠시라도 행복감에 젖게 하는 자식들을 위한 최고의 사랑 표현이다.

　　전쟁 후에 태어난 세대들에게는 그야말로 귀찮고 필요 없는 것일 수 있다. 길 건너 마트에만 가면 이미 조리되어 있는 음식들이 진열대마다 산더미처럼 쌓여 있고, 전화 한 통화면 갖가지 음식들이 언제든지 문 앞까지 배달되는 편리한 세상인데, 구질구질하게 먼지 나고 흙 묻은 것들을 보통이에 싸서 들고 다니기도 그렇다. 또 그걸 가지고 집으로 돌아온다 해도 불리고 다듬어서 조리를 하는 것도 만만치 않은데다가, 그렇다고 무조건 아무 데나 놓아두고 보관을 하자니 냄새도 나고 보기에도 안 좋다. 그야말로 난감하기 짝이 없을 때가 많다.

더구나 나처럼 외국에서 살고 있을 경우에는 그 정겨운 농산물을 가지고 세관을 통과하기도 쉬운 일이 아니다. 특별히 서류에 통관 보고를 해야 하고 많은 질문에 응답을 해야 하며 우리의 풍습을 아무리 설명하려 해도 알아줄 리 만무한 이쪽 나라의 법 앞에서 일은 점점 난감해지기 일쑤다.

그럼에도 불구하고 우리 집 냉장고에는 그렇게 숨기다시피 해서 가지고 들어온 고춧가루와 직접 손으로 띄워 만든 마른 청국장 가루가 냉동고에 나란히 자리를 잡곤 했다. 음식을 할 때 고춧가루를 거의 쓰지 않는 나의 식생활에는 아랑곳없이 직접 농사지어 태양 볕에 말린 거라며 기어코 가방에 넣어주시던 어머니의 정성을 뿌리칠 수가 없어서 은밀히 옷 사이에 깊숙이 숨겨가지고 들여온 것이다. 빨간 고춧가루와 누런 청국장 가루는 냉동고를 열 때마다 내 앞에 얼굴을 들이대고 어머니의 따뜻한 손길을 가슴 깊이 느끼게 해주었다.

가끔씩 몸이 불편하거나 고향 생각이 많이 나서 힘들 때면 얼른 채소를 듬성듬성 잘라 끓이다가 유난히도 냄새가 코를 찌르는 청국장 가루를 풀고 고춧가루까지 뿌려서 큰 그릇에 담아놓고는 눈물을 뚝뚝 흘리면서 먹었다.

인간이라는 것이 정녕 영양가 높다는 음식만을 먹고 잘살 수 있는 것인

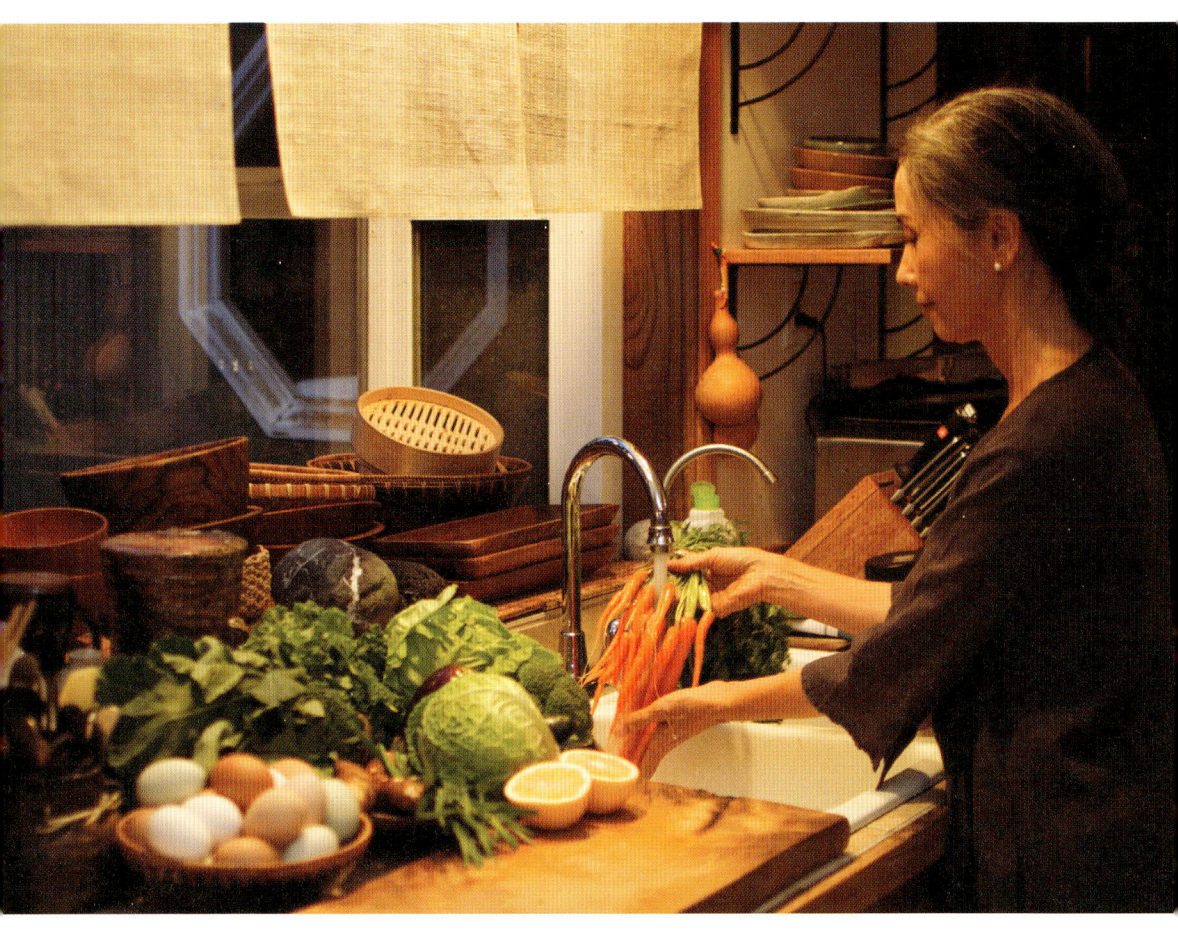

지, 아니면 그렇지 않은 또 다른 무엇이 있는 것인지⋯⋯ 우리 몸을 형성하는 물질을 탄수화물이나 단백질, 비타민, 무기질 등과 같은 화학적인 것에 중점을 두는 서양의 신체 과학만으로는 해결되지 않는 의문이다.

그러나 신비주의와 함께 우주의 원리를 기본으로 삼는 동양의 건강 의학은 이런 것들을 구체적으로 생각하며, 더 나아가서 우리가 어디에서 살든지 유전자DNA 안에 기록되어 있는 조상들의 음식을 중요하게 여기고 같은 종류의 음식으로 우리 몸을 돌보라고 권유하고 있다.

그중 한두 가지 예를 들어 말하자면, 고대로부터 채집과 경작을 중심으로 공동체를 형성하며 곡류와 채소 위주의 식생활을 하던 동양인들은 추운 북유럽에 근거지를 두고 수렵을 통해 육류 중심의 식생활을 하던 백인들의 몸에 비해 장의 길이가 상당히 더 긴 것으로 나타나 있다. 그 때문에 육류를 섭취했을 경우 장에 머무르는 시간이 길어짐으로 인해 대장암과 같은 장에 관련된 질병이 유발될 가능성이 높아진다는 연구가 나와 있다.

유제품만 하더라도 원래부터 인간의 분자로는 변형이 되지 않아 흡수가 불가능한 '카세인casein'이라는 우유의 단백질이나 유당 혹은 젖당이라 불리는 '락토오스lactose'가 우리 동양인의 체질로서는 분해하기 어려운 성질을 가지고 있다. 때문에 창자의 벽에 끈끈하게 들러붙는 점액들과 함께 수없이 많은 심각한 질병들의 근원이 된다. 특히 알레르기와 관련된 많은 질병의 원인이 된다는 이론은 이미 오래전부터 잘 알려져 있다. 그 외에도 기후나 지역에 따라 어느 한 지역의 사람들에게는 별 문제가 되지 않는 식습관들이 다른 문화권의 사람들에게는 문제가 될 수 있다는 것을 증명하는 예는 얼마든지 있다.

30년이 넘게 서양의 백인들 사이에 끼어 살며 나도 이제 백인이 다 되었구나 하고 생각했었는데, 언제나 채워지지 않는 허전함과 알 수 없는 거부 반응들이 일어나 뱃속 한구석에서 늘 부대꼈다. 결국 푹 삶은 꽁보리밥에 절인 배추 몇 조각으로 끼니를 때우면서 속이 편안해지는 것을 느끼며, 이럴 수밖에 없는 내 자신을 근본적으로 이해하고 사랑하는 것이 곧 우리의 할머니와 어머니의 향취를 있는 그대로 받아들이고 사랑하는 것임을 재인식하게 된다.

　　내가 열 살이 될 때까지 살았던 양주에서는 우리에게 필요한 음식의 거의 대부분을 자급자족하며 살았다. 거리로는 서울에서 멀리 떨어지지 않은 곳이었지만 그 당시 양주는 큰길 하나 제대로 없는 한적한 시골이었다. 텔레비전이나 전화는 물론 전깃불조차도 들어오지 않아 밤에는 호롱불로 희미하게 방을 밝혔으며, 수돗물 대신에 마당 한가운데에 있는 우물에서 물을 길어 사용했고, 집 앞을 흐르는 송사리 떼 많은 맑은 개천에서 저녁마다 멱을 감았다.

　　나의 부모님은 개울 건너에 있는 3천 평쯤 되는 땅을 가지고 그것을 직접 일구어 1년 동안 우리에게 필요한 양식을 공급했다. 보리, 조, 옥수수, 콩, 감자, 고구마에서부터 배추, 무, 오이, 상추, 호박, 가지, 토마토, 파, 마늘, 고추, 참외, 수박, 땅콩까지 끊이지 않고 때에 맞추어 자연으로부터 식량이 공급되었으며, 남는 것으로는 논을 가진 사람들이 추수한 현미와 바꾸어 먹기도 했다.

　　채소나 과일이 풍부하게 나오는 여름이나 가을에는 철따라 밭에서 익은 것들을 따다 그때그때 씻어서 조리를 하여 푸짐하게 끼니를 때우고, 늦은 가을부터는 바쁘게 겨울 준비에 들어가곤 했다. 채소로는 짠지나 김치를 담가 겨울 추위에 얼지 않도록 땅 속 깊이 파묻고, 싸리나무 담 밑으로 깊게 판 구덩이에는 감자나 고구마와 같은 각종 뿌리 채소들이 깊숙이 보관되었다.

두텁게 가마니로 덮어놓은 작은 구멍을 통해 보관되어 있는 채소를 꺼내는 일은 언제나 씩씩한 개구쟁이였던 내 몫이었다. 큼지막한 두레박에 실려 작은 통로를 통해 땅속 동굴로 내려진 나는 당분간 먹을 수 있는 양의 토란이나 감자, 고구마 들을 잔뜩 실어 먼저 올려 보냈다. 혼자 그곳에 남아 두레박이 다시 내려오기를 기다리며 나만의 둥근 땅속 공간에서 마냥 신기해하며 신나하던 기억이 지금도 생생하다.

초가지붕 위에 있는 둥근 박들이 가을이 무르익어 갈수록 커다랗게 모습을 드러내고, 조롱박까지 조랑조랑 열린 처마 아래로 코스모스가 하늘거렸다. 잘 쓸린 앞마당에는 멍석을 깔고 가을볕에 내다 널어놓은 고추가 새빨갛게 달아올랐다. 무말랭이, 호박나물, 가지나물 들이 바구니마다 담겨 빈자리를 메우고, 짚으로 엮은 시래기까지 처마 밑에 줄을 지어 주렁주렁 달려 있었다.

가을 내내 손질하여 잘 보관해 놓았던 식량으로 긴 겨울을 지내고 마른 채소까지 다 떨어져가는 초봄이 되면, 우리는 눈 속에서 파릇파릇 솟아오르는 들풀이나 산나물을 캐기 위해 호미와 바구니를 들고 집을 나섰다.

그런 나의 첫 10년 동안의 아름다운 경험이 나의 인생에 가장 큰 영향을 미치게 된 것은 두말할 나위도 없다. 그러나 서서히 서양 사람들의 식생활에 눈을 뜨기 시작하면서 우리가 먹고살았던 궁상스럽기만 한 그런 식품들보다는 핫도그나 햄버거가 꿈만 같이 환상적으로 생각되었고 그것을 먹으며 자라는 서양 아이들이 멋져 보였다.

그 당시 우리는 된장찌개, 콩나물, 두부, 잘해야 꽁치나 고등어 한 마리로 온 식구가 식사를 했다. 간식이라야 아직 줄기에 붙어 있는 오이나 삶은 고구마나 감자, 혹은 찐 옥수수, 원두막에서 쪼개 먹는 수박이나 참외, 아니면 들판을 뛰어놀다가 한 움큼씩 따서 입에 넣던 진달래나 아카시아꽃, 게다가 싱아, 찔레순, 칡뿌리같이 자연에 널린 것이었다. 그렇게 아직 흙냄새도 가시지 않은 촌스런 풀과 채소, 밭에서 뒹구는 과일들만 먹던 나보다는 깡통을 따서 빵과 함께 먹고 예쁜 그림이 붙어 있는 야릇한 냄새를 풍기는 음식을 먹는 그 아이들은 얼마나 행복할까 하고 나는 늘 부러워했었다.

그런 내가 벌써 30년 이상 생활을 해온 그들의 땅에서 그들의 연구와 지식으로 만들어진 요리사 과정을 거치면서, 그들이 믿고 있는 가장 귀하고 건강한 치유식이 바로 내가 어린 시절에 먹고 자라났던 그런 식의 촌스런 음식이라는 것에 놀라서 주춤하지 않을 수 없었다. 우리에게는 가난만을 상징하던, 그런 단순한 이유로 인해 우리마저 버리고 싶어 했던 선조들의 식생활이 우리의 건강을 지켜주고 이미 균형을 잃은 몸을 치유할 수 있는 음식이었던 것이다.

거기에는 그럴 만한 근거가 있다. 과학이나 공학이 고도로 발달된 시대에 살고 있는 현대인일지라도 우리의 육체는 아직 고대의 선조들과 마찬가지로 땅과 함께 숨 쉬고 그 땅이 제공하는 에너지를 섭취하여 흡수해야 하는 조건으로 존재하고 있다. 다시 말해서 우리의 생각은 고도로 발전되어 앞서가고 있지만 아직 몸은 변하지 않았다는 이야기이다.

또 하나, 먹는 것을 이야기할 때마다 빼놓을 수 없는 것이 바로 '메모리 음식' 혹은 '컴포트 푸드 comfort food'라고 부르는 기억 속의 음식이다. 아주 오래된 어린 시절의 기억과 연관된 음식들로, 오랜 시간이 지난 훗날까지도 특별한

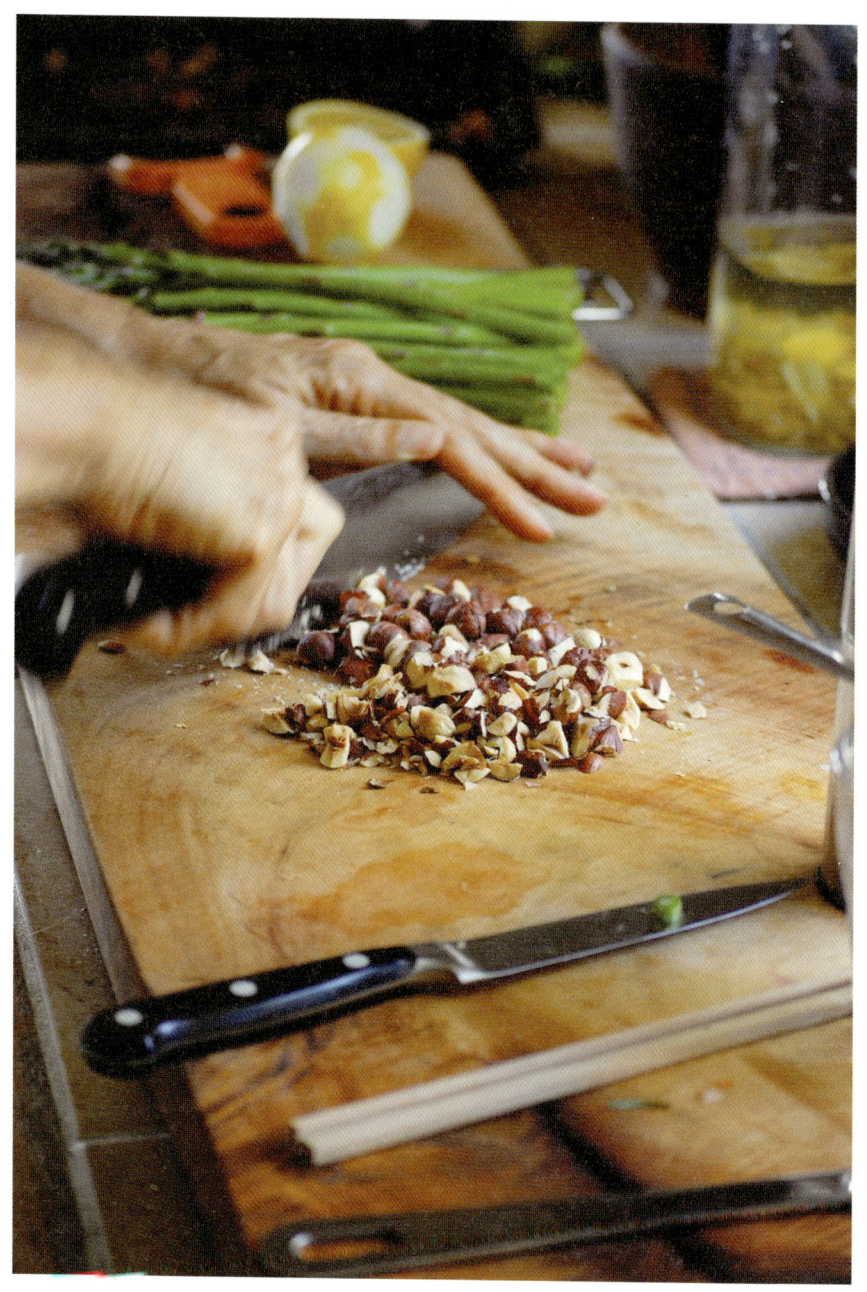

기억 속의 장면들과 함께 떠오르며 훈훈함을 가슴속 가득히 느끼게 해주고 행복한 기분으로 깊이 빠져들게 해주는 그런 음식이다.

앞서 말한 어린 시절 음식들이 다 그런 메모리 음식이거니와, 그중에서 한때 가난했던 시절의 기억을 대표하는 옥수수 빵을 빼놓을 수가 없다. 그 당시 미국 정부의 원조를 받아 각 학교마다 무료 급식용으로 보급되던 둥글납작한 타원형의 노란 옥수수 빵의 맛은 생각할 때마다 나를 행복감에 젖게 한다.

미국에서도 나는 종종 카페테리아나 슈퍼마켓 안에 있는 저렴한 빵집에 들러 듬성듬성 사각으로 잘라놓은 노란 미국식 옥수수 빵을 샀다. 그것을 조금씩 손으로 뜯어 입 안으로 밀어 넣으면 가난해서 비극적으로만 느껴졌던 그 시절의 기억들이 분홍빛 수소 풍선이라도 단 양 두둥실 떠올라 푸른 하늘을 배경으로 아름다운 추억이 되어 내 앞에서 환하게 미소를 짓고 있는 듯했다.

초등학교 5, 6학년 시절, 중학교 입시 공부에 시달리며 끼니도 제대로 때우지 못하던 우리 아이들의 교실로 달콤하고 고소한 냄새를 풍기는 빵이 상자에 가득히 담겨 배달되면, 교실 안으로 이내 구수한 옥수수 빵 냄새가 그득히 번져나갔다. 귀중하게 받아든 옥수수 빵 한 개를 우선 반으로 잘라 집에서 내가 돌아오기를 기다리고 있을 막내동생의 몫으로 소중하게 싸서 책가방에 챙겨 넣었다. 나머지 반을 아껴가며 조금씩 손으로 뜯어 먹던 그때의 맛은 형용할 수 없는 행복한 경험 그 자체였다.

그렇게도 환상적이던 그때의 그 맛에 비하면 이제는 놀라우리만큼 평범하기만 한 옥수수 빵이 되어버렸지만, 나는 그동안 변해버린 나의 입맛 가장자리에서 아직도 솔솔 풍겨오는 고소한 냄새의 뒤끝으로 가늘게 배달되는 완벽한

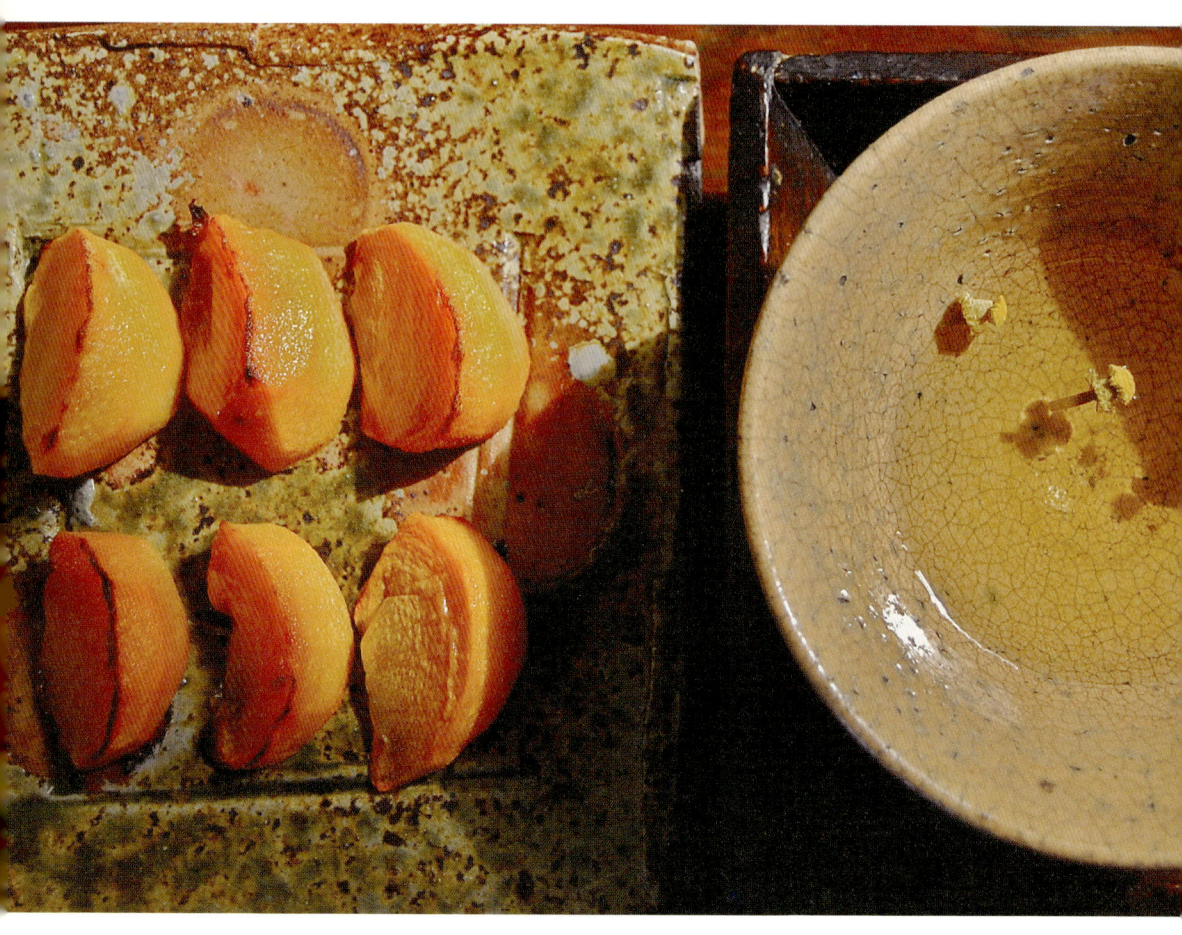

행복감을 지금도 생생하게 느낄 수 있다. 그리고 그 행복감은 기억 속에서 부정적인 인상으로 자리 잡고 있던 가난이란 개념을 훌쩍 넘어서 순수한 경험 그 자체의 아름다운 모습으로 영원히 내 안에 존재한다. 그것이 바로 '컴포트 푸드'라고 부르는 마음의 음식이다.

넉넉한 가정에서 자란 한 지인이 계란말이와 장조림 이야기를 할 때마다 얼굴 가득 짓는 행복한 미소도 바로 그 때문이며, 미국의 지성인들이 건강에 치명적이라는 것을 뻔히 알면서도 패스트푸드 체인점의 값싼 햄버거를 저버리지 못하는 중요한 이유 또한 그 때문이다.

그토록 우리의 기억 속에서 생생하게 살아남아 있는 음식의 맛들은 먹을 때마다 우리를 훈훈한 행복감에 젖게 하지만, 간혹 본의 아니게 그로 인해 건강에 문제를 일으키는 경우가 적지 않다. 특히 그런 메모리 음식들이 현란한 가공식품들인 경우에는 더욱 문제가 심각하다.

그 때문에 아주 어렸을 적부터 식습관을 바로 잡아주는 것은 훗날 그 사람의 건강한 생활 습관을 위하여 아주 중요한 역할을 하는 것이다. 귀한 자식 매 한 대 더 주라는 말이 곧 그런 뜻이 아닌가 싶다. 어린 자식이 더 없이 귀하게 느껴질 때마다 아이스크림이나 콜라처럼 쉽고 달콤한 것들로 사랑을 표현하는 것보다는, 몇 쪽의 과일이나 길게 자른 오이나 당근으로 그것을 대체하는 것이 진정한 뜻의 매 한 대란 말이 아닐까 하고 생각해 본다.

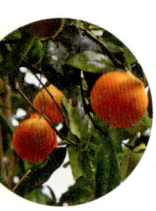
자연 치유식을 공부하다
치유에 대한 관심이 요가에서 음식으로 넓혀지다

　　살기 위해서 먹는 것인지 먹기 위해서 사는 것인지 요즈음은 통 구분이 가질 않는다. 어찌 보면 살기 위해서 먹는 것 같기도 하고, 또 어찌 보면 먹는 즐거움 때문에 사는 맛이 더욱 나는 것 같으니 먹기 위해 사는 것 또한 사실인 것 같다. 아무튼 먹는 것과 사는 것, 사는 것과 먹는 것은 떼어놓을 수 없는 관계임에는 틀림없다.

　　종족 보존을 위해 인간을 비롯한 지구상의 모든 생명체들은 교미를 하고 또 그러기 위해서 먹거나 먹히지 않으면 안 되는 야릇한 법칙에 순종하여 살아갈 수밖에 없는 운명을 가지고 태어났다. 쾌락으로 포장된 살인마적인 내면의 욕구는 이 땅 위에 살아있다는 생존성 그 자체가 처음부터 무엇인가 잘못된 것이라는 생각을 떨쳐버릴 수 없게 한다.

　　죽음을 앞에 두고 숨 쉬기 힘들어 펄떡거리는 물고기를 보며 가슴에 벅찬 쾌감을 느끼고, 핏물이 배어나오는 시뻘건 송아지의 고깃덩어리를 잎에 늫

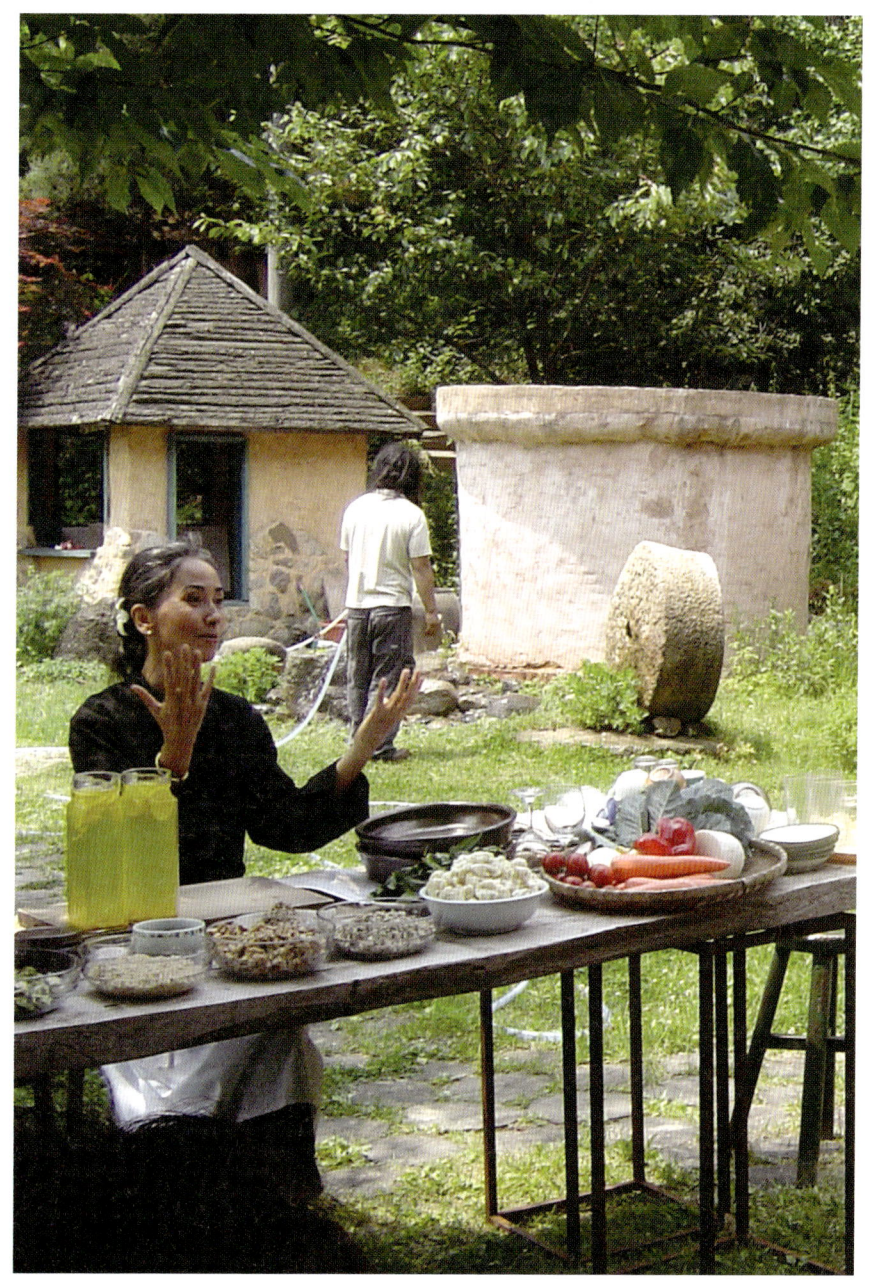

고 마주앉아 우리는 서로에게 사랑을 고백하고 내일을 약속한다.

분명 한 종족의 죽음은 다른 종족의 삶을 보장하고, 행복감에 빠져 축배로 들이키는 빨간 포도주는 또 다른 죽음과 고난을 우리에게 예언하지만, 그렇게 끝없이 계속되는 먹고 먹히는 게임에서 마지막까지 살아남기 위해 우리는 또다시 쉬지 않고 먹고 마시며 요란하게 교미를 해댄다.

그 덕에 생존하는 우리 인간의 숫자는 어느 때보다도 큰 비례로 번성하여 지구 표면에서 가장 성공적인 생명체의 하나로 부각되고 있지만, 그 때문에 일어나는 많은 문제들 또한 이미 우리로서는 감당할 수 없을 만큼 심각한 상태에 이르렀다. 그리고 그 문제들은 우리뿐만이 아니라 다른 생명체들, 더 나아가 살아있는 지구의 몸체까지도 고난을 면치 못하게 하며 생사에 위협을 주고 있는 실정이다.

내게 뉴욕에서 두 번째로 살 기회가 주어졌을 때였으니까, 아마도 2001년 말쯤이었던 것 같다. 9·11 사태가 있은 뒤, 있는 힘을 다하여 용기를 낸 나는 월드 트레이드 센터가 있던 다운타운에서 적당한 거리를 두고 떨어져 있는 자연사박물관 근처에 자리를 잡았다. 내가 살던 남부 캘리포니아 주의 산타바바라에 비해 모든 것이 눈에 띄게 정반대였던 그곳 뉴욕은 단번에 내가 잘못 들어온 것 같다는 생각에 휩싸이게 만들었다.

파란 태평양을 한눈에 내려다보며 병풍처럼 펼쳐진 언덕에 스페인 풍으로 지어놓은 하얀 건물들은 3층을 넘지 못하도록 규정되어 있고, 20만 명이 넘지 않는 인구와 가혹한 겨울이 없는 덕분에 1년 내내 산이 푸르고 꽃이 피는 산타바바라. 그에 비해 뉴욕은 모든 것이 어둡고 침침했다. 높은 건물들 덕에 해와 달이 뜨고 지는 것이 보이지 않는 것은 물론, 끊이지 않고 뿜어져 나오는 매연과 소음으로 귀청이 떨어져나가는 듯했다. 게다가 9·11 사태가 막 일어난 직후인지라 온 도시의 분위기는 어수선하기가 이루 말할 수 없었으며, 어디를 가나 불안감과 긴장감이 뉴욕 사람들의 당혹한 얼굴에 깊숙이 자리 잡고 있었다.

산타바바라 시립대학에서 경영하는 조리사 과정을 밟으려고 입학 원서를 제출해 놓고는 아무래도 석연치가 않아 다시 마음을 돌려 자연식과 치유식으로 조리사 과정을 밟기 위해서 나는 '자연치유식 요리연구원Natural Gourmet Institute for the Food and Health'이라는 긴 이름의 학교에 다시 원서를 제출해 놓은 상태였다. 학교 이름으로 보아서는 분명히 건강 의식이 높은 캘리포니아 주 어느 곳쯤에 있어야 적합할 것 같은 학교였지만, 예상 외로 번잡한 맨해튼 한가운데서도 나이트 클럽들이 즐비한 거리에 자리 잡고 있었다.

게다가 미국 내에서 잘 알려진 치유식 중 가장 중요한 한 부분이며 동양 음식을 바탕으로 해서 암 치유를 연구하는 쿠시 연구소Kushi Institute마저 매사추세츠 주 보스턴 근교에 있는 터라 무슨 일이 있어도 일단 동부로 자리를 옮기지 않으면 안 되는 상태였다. 나는 그야말로 눈물을 머금고 꿈과 같은 산타바바라의 언덕을 뒤로하고 어둠 속에서 혼란에 빠져 있는 뉴욕으로 거처를 옮겼다.

자연 건강식과 치유식을 연구하는 기관에서 요리를 정식으로 공부해 보겠다는 나의 의지는 유능한 요리사로 성공을 해보겠다는 특별한 욕망이 있어서는 아니었다. 더구나 자격증을 따는 데 별다른 목적이 있는 것도 아니었다. 자격증으로 따지자면, 늘 무언가를 배우고 싶어 하는 나의 성격 때문에 쉬지 않고 학교를 다니면서 따놓은 자격증들이 이미 여러 개 있었다.

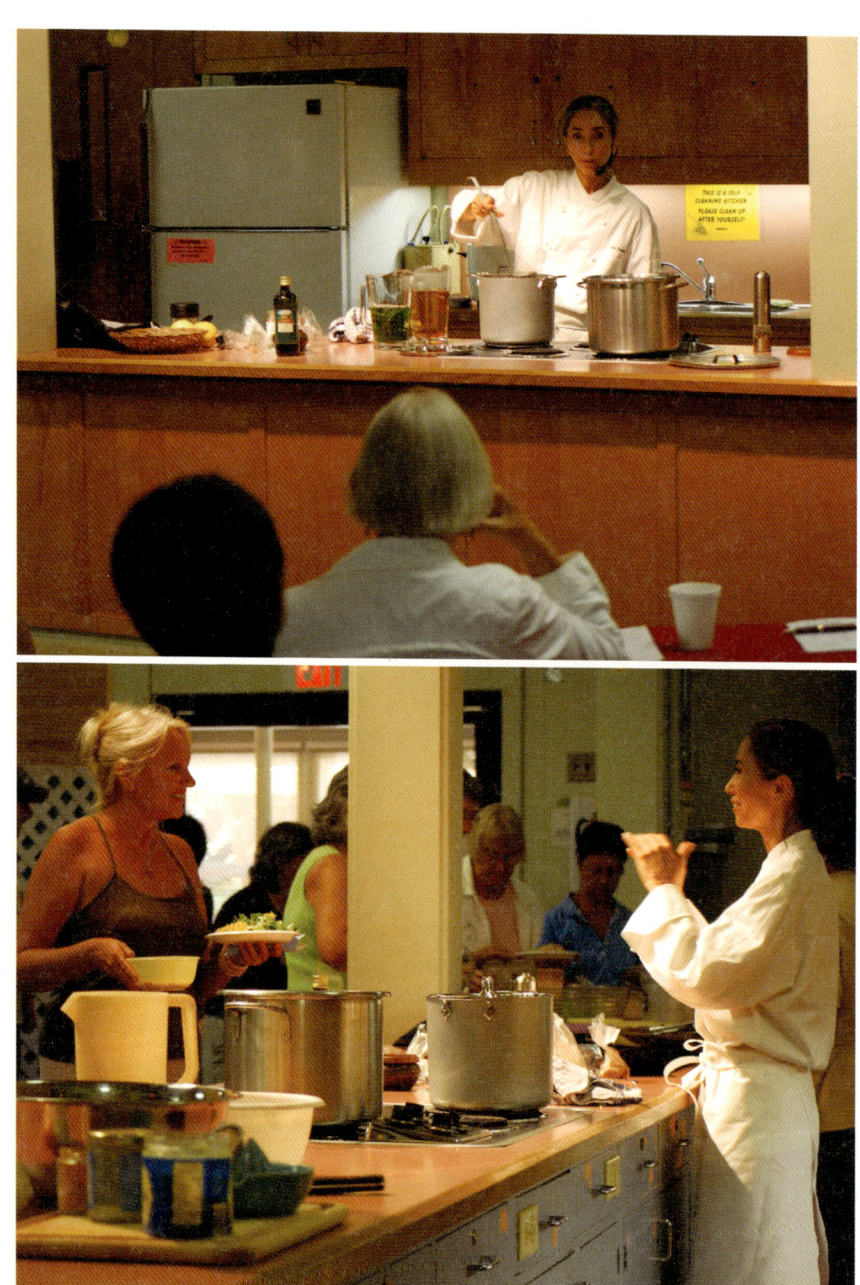

꽃꽂이 강사 자격증만 해도 그랬다. 1970년대 말 한국을 떠나기 전 배우 생활을 하던 당시에도 화공회라는 꽃꽂이 협회에서 강사 자격증을 딴 적이 있었다. 그 이후 사가고 류라는 전통적인 일본 꽃꽂이의 고수인 위엄 있는 스승을 만난 것을 계기로, 교토에 본부가 있는 학교의 교수 자격증을 따기 위해 개인 교수였던 야마토 선생님과 교토에 있는 다이가쿠지를 4년간 왕래하기도 했다. 그리고 미국의 이곳저곳에서 심심치 않게 시범 강의도 하고 가르치기도 했다.

모자라는 영어로 시작하여 거의 6년 만에 플로리다의 대학에서 서양화 전공과 판화 부전공으로 BFA(Bachelor of Fine Arts, 미술학사)를 따내기도 했다. 요가 또한 4년 만에 첫 번째 강사 자격증을 받았는가 하면, 나와 이상이 동일한 스승을 만난 뒤 다시 한 번 강사 자격증을 받기도 했다. 내 삶은 끊이지 않고 이어지는 공부와 강의가 주를 이루었다고 해도 과언이 아니다. 한 곳에서 강의를 하면서 다른 한 곳에서는 늘 무엇인가에 관한 강의를 받는 그것이 내 삶의 무늬였다.

그것은 뉴욕에서도 마찬가지였다. 한편으로는 요가를 가르치면서 또 다른 한편으로는 다시 학생의 신분으로 돌아가 있었다. 이번엔 늘 궁금하여 견딜 수 없어 했던 자연 건강식과 치유식을 체계적으로 배우기 위한 것이었고, 그건 무척이나 흥분되는 일이었다.

그동안 요가를 공부하면서 나름대로 조사를 하며 이곳저곳에서 배운 상식만으로도 건강 음식에 대해 알고 있는 것이 꽤나 많다고 생각했었다. 그런데 여러 가지 다른 전통들에서 유래된 음식에 관한 정보들을 수집하여 배우다 보니 점점 더 혼란 속으로 빠져들고 있다는 것을 느끼게 되었고, 전통을 넘어선 넓은 의미의 확실한 이론으로 발판을 다지기 위해 정식으로 학교에 들어간 것이다.

흔히 미국 사회의 특징 중 하나로 깊은 전통이 없다는 것을 들기도 하지만 커다란 단점일 수 있는 그것이야말로 그들이 가지고 있는 가장 큰 힘이요 또한 장점이 되기도 한다. 자신들이 갖지 못한 오랜 전통 대신 그들은 남들의 전통 중에서 좋은 점은 무엇이라도 받아들이고자 하는 마음의 준비가 늘 되어 있다. 또한 그들 특유의 논리적인 생각에 따라 조사 연구하여 자기들의 것으로 만든 뒤 그것을 다른 단계의 전통으로 다시 탄생시킨다.

음식도 예외는 아니었다. 인류 역사상 가장 효과적이었다고 증명된 전통적인 자연 건강식과 치유식 들을 거침없이 받아들인 뒤 치밀하게 연구 조사하여 새로운 장르의 건강 치유식을 탄생시켰다는 것이 내가 받은 인상이었다.

그 가운데는 인류 역사상 가장 오래된 인도의 장수 의학인 '아유르베다'가 있고, 그리스의 히포크라테스가 체계를 잡아놓은 건강 과학에 동양의 사찰 음식을 바탕으로 다시 정리해 놓은 '매크로바이오틱'이 있으며, 지중해 연안의 음식을 체계화해 놓은 것이 또한 큰 부분을 차지한다. 게다가 중국의 고대 의학에서 비롯된 '음양오행설'이 추가되고 근대 서양 의학에서 개발된 영양학이 더해진다.

이쯤 되면 요리사 자격증을 따기 위해 어떤 학교든지 기본으로 해야 하는 기술과 기법을 제외하고도 인류 역사상 동서고금을 통틀어 내로라하는 건강 장수 음식의 기본은 모두 베일을 벗게 되는 셈이다.

그러나 기본적으로 조리사를 길러내는 요리 학교culinary school이므로 다른 요리 학교와 마찬가지로 똑같이 조리 기술을 배워야 했다. 식재료를 다루거나 칼을 사용하는 방법 등을 익혀 패스를 해야 다음 단계로 넘어갔다. 기초를

쌓은 다음이 자연 건강식인 것이다.

자연 건강식의 이론에 따라 실습을 하는데 시중에서 쓰는 식자재 대신 자연식의 건강한 식재료를 사용해 음식을 만들어야 했다. 이는 한 가지씩 식자재를 바꾸어 요리하는 실험으로 매일같이 이어졌는데, 시중의 음식에 비해 맛이 떨어지지 않고 오히려 월등해야만 한다.

그리고 마지막 3분의 1 코스가 치유식 수업이었다. 병에 따라 구분되는 치유식을 이론과 실습으로 나누어 배우고 전통 치유식을 공부했다. 그러나 치유식의 분량이 워낙 광범위하여 나같이 치유식에 특별히 관심이 있는 학생은 자연히 공부를 따로 더 하지 않으면 안 되었다. 나는 교수님이 추천한 세 곳을 차례대로 찾아나섰다. '크리팔루Kripalu'라는 아쉬람, 쿠시 연구소, 그리고 음양오행을 체계적으로 가르치는 케네디컷에 있는 동양치유학교가 그곳이었다.

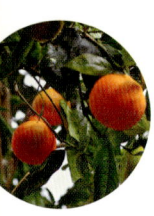

치유식, 비움의 지혜로부터
치유란 새로운 싹을 틔우기 위해 공간을 마련하는 과정

음식 중에는 욕심을 부추기는 음식이 있고 마음을 맑게 하는 음식이 있다. 화를 돋우는 음식, 어리석음을 부르는 음식, 중심을 잃게 하는 음식, 마음을 평온하게 하는 음식, 마음을 울적하게 하는 음식, 몸을 따뜻하게 하는 음식, 몸을 차게 하는 음식……

이렇게 입을 통하여 몸 안으로 들어오는 먹고 마시는 음식들이 우리의 몸과 마음, 그리고 정신을 다스린다. 그러나 이런 사실을 알고 있는 사람들은 아주 적다. 대개의 사람들은 아무 생각 없이 입맛이 당기는 대로 주어진 음식을 즐기고 남들이 좋다는 대로 따라 먹으며 배를 채운다.

물론 음식이 건강에 직접적으로 미치는 영향을 알고 있는 사람들은 적지 않다. 심장병이나 당뇨병을 일으키는 데 주범인 음식이라든가, 간질환이나 위장병에 위험한 음식, 또는 알레르기를 일으키는 음식 등 몸에 좋지 않은 영향을 주는 음식들은 희미하게나마 알고 있는 경우가 많다.

그러나 몸에 좋다고 소문난 음식들은 모르는 사람이 없다. 위장병에 좋다는 음식, 당뇨에 좋다는 음식, 피를 맑게 한다는 음식, 피부에 좋다는 음식, 심지어 정력에 좋다는 음식까지 그 정도가 끝이 없다. 그리고 그렇게 몸에 좋다는 음식을 찾아다니며 먹어대느라 모두들 분주하다.

한국에서 치유식에 대해 강의할 때마다 가장 많이 받는 질문이 바로 "무엇이 몸에 좋은 음식인가?" 같은 것들이다. 물론 알고 싶어서 묻는 사람들도 있지만, 자신이 이미 알고 있는 것을 확인하고 싶어 묻는 경우가 대부분이다. 그럴 때마다 나는 잠시 기다렸다가 미소로 대답을 대신한다. 그런 질문에는 특별한 대답이 필요 없다. 묻는 사람의 머릿속에 벌써 답이 들어 있어 내 대답이 무엇이건 별로 상관이 없기 때문이다.

스즈키 순류 스님은 저서인 《선심초심 Zen Mind, Beginner's Mind》에서 이런 말씀을 하셨다. "무엇인가 많이 알고 있다고 생각하는 사람의 꽉 찬 마음에 가능성이란 있을 수 없다. 그러나 비어 있는 초보자의 마음에는 무엇이든 가능하다."

치유란 새로운 소생을 위하여 공간을 마련하고 비우는 과정이다. 그러기 위해서는 무엇을 먹어서 병을 고치겠다는 생각을 우선 버려야 한다. 건강을 되찾기 위한 치유는 신통한 것들을 잔뜩 먹어서 하는 것이 아니라, 이미 가득 차 있는 온갖 찌꺼기를 비워내고 공간을 마련하여 무슨 일이든 가능한 한 빈 그릇으로 돌려놓는 것이다. 자신이 가장 즐겨 먹던 음식들을 중단하고 해가 되는 버릇과 행동을 절제하는 것은 물론이요 자신이 좋아하는 모든 것을 놓을 수 있어야 한다.

자신이 사랑하는 것들도 놓아야 한다. 그것이 없으면 삶이 무너져 내릴

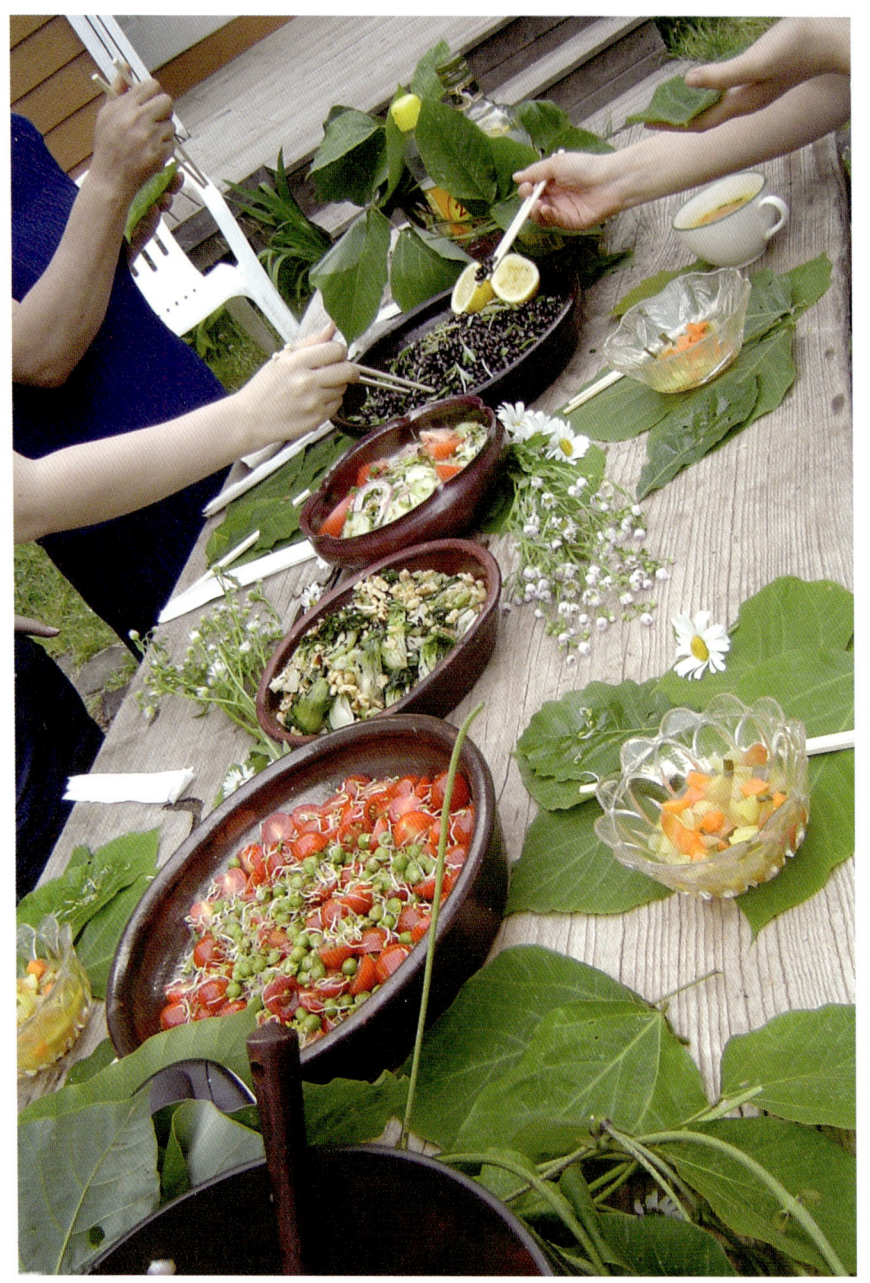

것만 같은 애착심을 일으키는 것일수록 마음에서 내려놓아야 한다. 그것은 욕구 그 자체에 불과하다. 모든 것을 내려놓고 비워야만 그 비운 곳의 밑바닥에서 새싹이 솟아나오기 때문이다.

치유식과 자연 건강식에서는 그 과정을 디톡스detox, 즉 해독식이라고 부르는데, 단식, 절식, 그리고 생식이 이에 속한다. 단식이나 절식은 개인적인 상황에 따라 자신이 결정하게 되는데, 음식을 완전히 중단하는 단식의 경우에는 특별한 상담을 통해 조심스럽게 이루어져야 한다. 아주 특별한 경우가 아니고서는 단식보다는 절식으로 서서히 디톡스를 시작하는 것이 바람직하다.

생식은 몸의 산성화를 빠르게 막고 알칼리성 환경으로 바꾸어주는 절식의 한 가지이며, 평상시에 먹는 음식을 절제하고 살아있는 자연식으로 대체하는 것을 말한다. 중병에도 효과가 뛰어난 해독식에서는 신선하게 살아있는 음식들 중에서도 특히 생채소즙을 주로 마신다. 몸이 너무 약해서 생채소즙을 소화시키는 것조차 힘든 경우에는 채소와 해조류를 삶은 국물로 바꾸어 사용하거나 함께 병행을 해도 무방하다.

자연 건강식에서의 디톡스 식이요법은 간의 작용이 활발한 봄철에 하는 것이 상례이지만, 필요할 때마다 단기간씩 할 수도 있다. 그러나 치유식의 경우에는 생식을 포함한 해독식을 언제든 바로 시작할 수 있다.

최대한 2주에서 4주를 넘기지 않도록 해독식을 조심스럽게 시작하면 오장이 비워지기 시작하여 예전과 같이 기분 내키는 대로 음식을 먹는 일이 부담스러워진다. 몸이 맑아지면서 해가 되는 음식들이 역겹게 느껴지기도 하고, 한꺼번에 많은 양의 음식을 먹는다는 것이 유난히 부담스럽게 느껴지기도 한다.

그 때문에 우리 몸은 부담이 되지 않는 담백하고 자연적인 음식을 선호하게 된다. 그것이 바로 자연식natural gourmet이다.

자연식은 손이 많이 간 화려한 음식들이 아니라 대개가 자연적으로 소박하고 가공하지 않은 음식으로서, 몸과 음식의 성질을 잘 맞춰 균형을 잃지 않게 식단을 짜는 것을 기본으로 한다. 그런데 이미 몸의 균형을 잃어버린 경우에는 음식이 지닌 성질을 잘 파악하여 체질과 맞추어 식단을 짜야 하며, 회복에 도움이 되는 식재료를 중심으로 몸의 균형을 하나하나 잡아가야 한다. 그런 음식이 바로 치유식이다.

자연식과 치유식에서는 세계적으로 잘 알려진 고대 치유식의 전통을 아직도 그 기본으로 삼는다. 많은 이론들이 끊임없이 발표되고 또 사라져가는 가운데서도 오늘날까지 잘 보존되어 전해오는 고대 치유식의 전통은 그 기본 이론이 완벽하게 정립되어 있을 뿐만 아니라 오랜 세월을 지나오는 동안 잘 무르익은 소중한 지식들이다.

그 전통의 하나가 매크로바이오틱이다. 매크로바이오틱이라는 말을 처음 쓴 사람은 고대 그리스의 의사였던 히포크라테스지만, 20세기로 접어들면서 조지 오사와George Ohsawa에 의해 그 이론이 재정립되었으며, 그 제자인 미치오 쿠시Michio Kushi에 의해 세계적인 치유식의 하나로 자리를 굳히게 되었다.

매크로바이오틱은 우주와 하나가 되는, 즉 대자연과 하나가 된다는 뜻을 가지고 있으며, '팽창의 기expansive energy'와 '수축의 기contractive energy'라는 이론에 따라 자연을 구분한다.

소박한 자연식으로 짜인 매크로바이오틱의 식단에서는 팽창이나 수축의 기가 지나치게 치우치지 않는 신선한 채소와 통곡물을 이용하여 그 맛과 모습이 변하지 않도록 단순한 방법으로 조리를 한다. 매크로바이오틱은 밀가루와 육류를 중심으로 식생활을 하는 서양 사회에서 '현미 식이요법'이라는 애칭으로 불리며 널리 인정받고 있는데, 암 치유에 특별한 효과가 있다 하여 '암 식이요법' 혹은 '치유 식이요법'이라고 불리기도 한다. 그러나 그 외에도 당뇨병이나 심장 질환을 포함한 많은 현대병에 큰 효과가 있는 것으로 알려져 있다.

또 다른 치유식의 전통으로는 고대 인도의 치유 의학에서 유래된 '아유르베딕 식이요법Ayurvedic diet'이 있다. 아유르베다에서는 자연을 세 가지 성질로 구분하는데, 순수하고 맑은 마음을 도모하는 '사트바sattva'와 율동, 정열, 혹은 폭력 등을 대표하는 '라자스rajas', 그리고 게으름과 어리석음의 어두운 상태를 상징하는 '타마스tamas'가 그것이다.

그에 따라 음식도 신선한 채소나 과일, 또는 통곡물과 같이 마음을 안정시키고 건강을 지켜주는 '사트빅sattvic 음식'과, 자극성이 강한 '라자식rajasic 음식', 그리고 육류나 가공 식품 등과 같이 죽어 있는 음식을 대표하는 '타마식tamasic 음식'으로 구분을 한다.

오늘날까지도 종교에서 따르는 많은 식이요법 체제들이 아유르베다의 이론을 바탕으로 하고 있으며, 특히 불교의 창시자인 싯다르타가 이 식이요법 이론을 실천하고 가르쳤던 것으로 잘 알려져 있다.

마지막으로 전통 치유식 중에서 빼놓을 수 없는 것이 '음양오행설'이다. 음양오행설은 치유뿐만 아니라 자연식에서도 식단을 짜는 데 늘 적용하는 이론이다. 차고 더운 '기'를 상징하는 '음양陰陽'을 포함해서 나무(木), 불(火), 땅(土),

쇠(金), 물(水)로 이루어진 자연의 조화가 우리 몸 안에서도 이루어져야 한다는 세밀한 이론이다.

나처럼 자연식이나 치유식을 전문으로 하는 요리사나 상담사는 음양오행에 따라 구분되는 음식들을 대개 기억하고 있어야 한다. 그렇지 않은 경우에는 커닝을 하듯이 쪽지를 들고 다니며 그때마다 펴보면서 음식의 균형을 맞추어주곤 한다.

서양에서 자연식이나 치유식을 전문으로 하는 이들 중에는 매크로바이오틱이나 아유르베다 혹은 음양오행 가운데 한 가지만을 공부해서 적용하는 사람들도 적지 않지만, 미국식 교육을 받은 대개의 사람들은 위에서 말한 고대 전통들을 모두 공부하고 연구해서 그것을 현명하게 적용하는 것을 원칙으로 삼는다.

현재 자연식과 치유식에서 가장 잘 알려진 대표적 인물로는 애리조나 대학의 앤드류 웨일Andrew Weil 교수와 나의 스승인 안네마리 콜빈Annemarie Colbin 교수가 있으며, 그 외에도 많은 사람들이 각 분야에서 활동을 하고 있다.

자연식과 치유식의 기본은, 심각하게 오염된 지구에서 막대한 수로 불어나고 있는 인류와 병들어 가는 지구의 장래를 함께 생각하며, 전통의 지혜를 빌어 자연의 이치를 이해하고 단순한 삶을 지향하는 것이다.

흔히 인간을 '습성의 동물'이라고 말한다. 좋은 습성이든 나쁜 습성이든 우리 인간은 그 습성에 따라 살아가기 때문이다. 어릴 때부터 매를 맞으며 자란 사람은 그것이 얼마나 슬프고 싫은 일인지 누구보다도 잘 안다. 그럼에도 불구하고 자기도 모르는 사이에 자신을 때리고 학대하는 사람을 만나 인연을 맺기

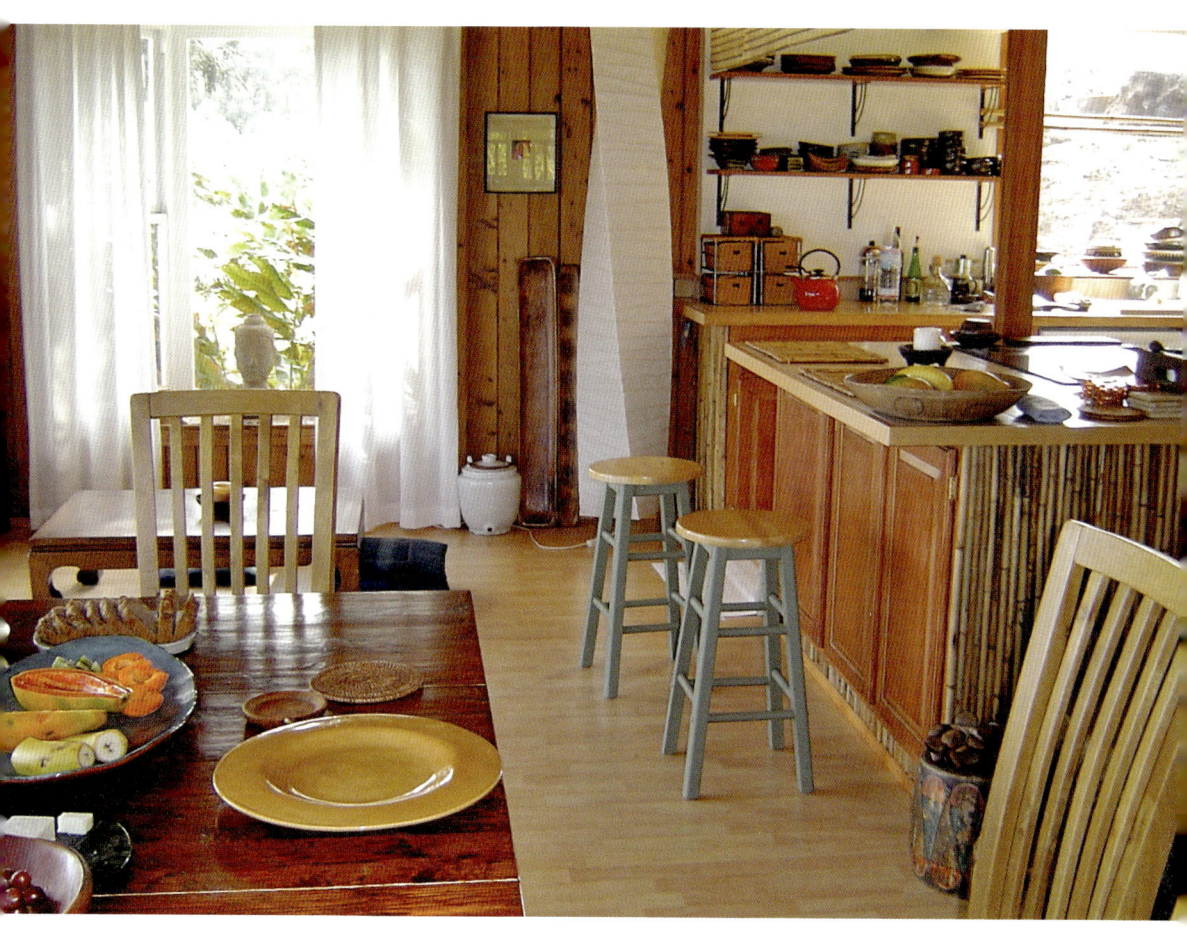

가 십상이다. 슬프고 싫지만 자신이 알고 있는 습성의 한계 내에서 나름대로 그 슬픔을 견뎌내고 행복감도 느끼게 된다.

모든 일이 이와 비슷한 방식으로 일어나며 물론 음식도 예외가 아니다. 어떤 음식이 몸에 좋지 않다는 것을 뻔히 알면서도 멈추지 못하고 계속해서 먹어대는가 하면, 아예 알고 싶어 하지 않는 경우도 허다하다. 그 대신 몸에게 선물을 주듯 가끔 몸에 좋다는 값나가는 것들로 미안한 마음을 메우려 한다. 어린 아이를 심하게 때려서 피멍이 들게 해놓고는 몸에 좋다는 비싼 연고를 사다가 잔뜩 발라주는 것과 같은 일이다. 그리고 그것을 치유라고 믿는다.

진정으로 치유를 원한다면 몸을 해치고 학대하는 행위를 멈추어야 한다. 그러기 위해서는 변화를 원하는 강한 의지가 필요하며, 자신을 아끼고 사랑하겠다는 절실한 마음이 필요하다. 그 다음 자연의 포용적인 힘에 전부를 내맡기고 의지하여야 한다.

자연은 우리의 모든 것을 용서하고 조건 없이 포용한다. 그 안에서 우리는 진정으로 우리의 근본이 가장 아름다운 것으로 만들어져 있다는 것을 알게 된다. 그리고 다른 모든 생명체들 또한 그 가장 아름다운 것의 실존이라는 것을 알게 된다. 어떤 모양을 하고 있든 모든 생물체는 좋은 것을 원하고 행복하기를 바라며 사랑을 원한다는 것을 느낄 때 진정한 용서가 가능하다.

그리고 그 용서를 통해 스스럼없이 모든 것을 내려놓고 마음을 비우는 작업이 바로 치유이다.

중도의 음식, 매크로바이오틱
의식의 투명함을 돕는 살아있는 음식

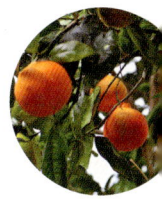

앞서 말했듯이 나는 자연식으로 요리사 과정을 마친 뒤 반 년 정도 더 시간을 들여 '크리팔루'라는 요가 아쉬람에서 아유르베다 이론에 따라 직접 조리하는 과정을 거쳤으며, 그 후 다시 암 치료에 유난히 효과가 있다고 정평이 난 매크로바이오틱을 쿠시 연구소에서 인턴 자격으로 공부했다.

그 뒤 맨해튼으로 다시 돌아온 나는 음양오행설을 좀 더 구체적으로 공부하기 위해서 봄까지 추가 강의를 들었다. 동부에서의 공부가 모두 끝난 뒤 나는 내친김에 녹차와 사찰 음식에 대해 더욱 실질적인 공부를 해보기 위해 한국으로 가보기로 마음을 먹었다.

뉴욕 막사발 전시회에서 만난 적 있는 장인匠人 장금정 씨의 새미골 막사발 가마가 있는 경남 하동에 2004년 5월 초에 도착했다. 우선 짐을 푼 나는 그분의 배려로 지리산 기슭의 차 생산지인 하동과 구례의 차 문화와 사찰 문화를 속속들이 체험하며 공부할 수 있는 기회를 얻었다.

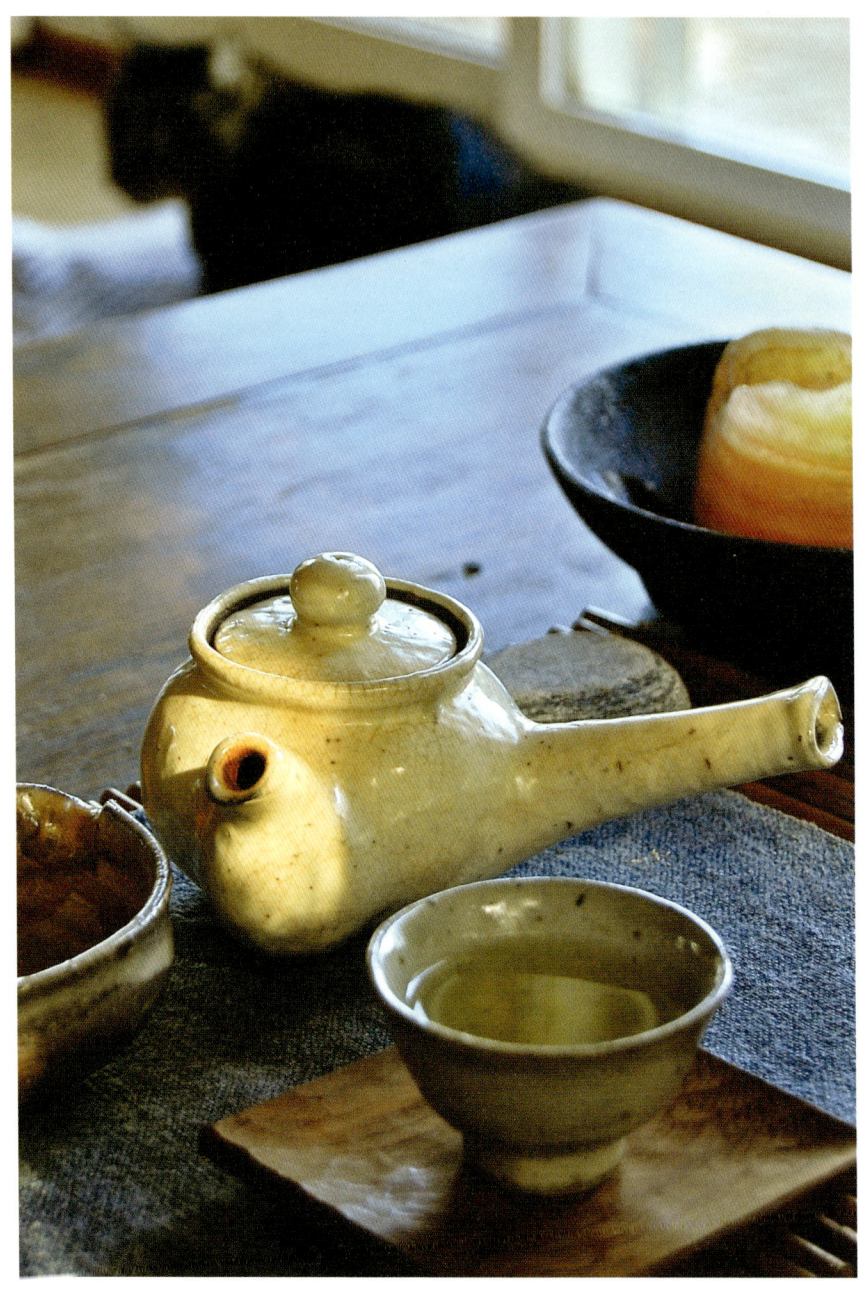

녹차를 직접 재배하고 생산하는 분들로부터 그 차를 덖어 가공하는 분들, 다도茶道를 연구하고 실천하는 분들을 만나 차를 나누며 차에 관한 모든 것을 한 가지씩 배우는 동안, 나는 단아하면서도 세련된 우리 차의 전통에 놀라지 않을 수 없었다. 게다가 지극히 소박한 새미골 막사발들은 단번에 내 마음을 온통 사로잡았다. 들여다보고 앉아 있기만 해도 마음이 훈훈해졌다. 하루 종일이라도 손 안에 담아 만져보고 싶은, 투박하면서도 오묘한 그 막사발들은 한국인만의 정취를 무엇보다도 깊이 간직하고 있는 듯 푸근했다.

하루 종일 비가 구질구질하게 내리던 날, 장작불을 때며 사발을 굽던 날은 시간 가는 줄도 모르고 그 앞에 쭈그리고 앉아서 진흙 불가마 속에서 발갛게 달아오르는 사발들을 들여다보았다.

나는 또 그 주변에 있는 산사들을 방문하기도 하고 며칠씩 그곳에 머무르기도 하면서, 산중 스님들의 새벽 불공을 기록하고 같이 차를 마시며 대화를 나누었다. 그러면서 그동안 멀리서만 그리워하던 진한 한국인만의 정서를 체험하게 되었다. 극히 소박하고 단아한 산사에서 물씬 우러나오는 우리 문화의 향취에 나는 생전처음으로 흠뻑 빠져들고 있었다.

그러나 그곳의 음식들은 내가 알고 있던 예전의 절밥과는 거리가 있었다. 또한 내가 체계적으로 배우며 연구하고 있는, 투명한 자의식이나 깨달음을 위한 음식과도 상당한 거리가 있다는 것을 알게 되었다. 어렸을 적에 어머니를 따라 산사를 방문했을 때의 기억으로는 어느 곳이든 순한 맛의 채식이 주를 이루었는데, 그때에 비해 예상 외로 많은 양념을 넣어서 조리해 놓은 자극성 강한 음식들과 흰 쌀밥이 나를 의아하게 했다. 결국 나는 나의 기대와는 차이가 나는 사찰 음식에 대한 관심을 일단 접었다. 분명 어딘가에서 맥을 유지하고 있을 정통 사찰 음식과의 만남은 뒤로 미뤄야 했다.

내가 한국의 사찰 음식에 특별히 관심을 갖기 시작한 데에는 중요한 이유가 있었다. 지금은 치유식과 건강식으로 세계에서 널리 인정받는 매크로바이오틱이 일본 사찰 음식의 원리를 중심으로 연구 개발된 것이었기 때문이다. 게다가 요가의 이론과 명상, 하타 요가의 신체적인 실습을 공부하면서도 음식과 몸이 밀접한 관계가 있다는 것을 알게 되었으며, 그것은 우리 의식의 세계와도 결정적으로 관련이 있음을 또한 깨닫게 되었기 때문이다.

작게는 개인의 의식이지만 크게는 인류라는 공동체의 의식 세계collective consciousness가 곧 우리가 매일 먹고 마시는 음식과 중요한 연관이 있으며, 나는 그에 관한 것들을 좀 더 연구하여 한국적인 차원의 우리 음식들로 정리해 보고 싶은 마음에 들떠 있었다.

지금 지구상에서는 무서운 속도로 인구가 불어나고 있고, 예전에는 상상치도 못하던 엄청난 규모의 전쟁 가능성에 대한 두려움이 커지고 있다. 이익 위주의 자본주의가 깊숙이 뿌리내리면서 개개인의 불타는 욕망을 충족시키기 위한 엄청난 파괴 행위가 지속되고 있으며, 이제는 우리의 본체인 지구의 운명까지도 위태로울 뿐 아니라 우리 종족의 멸종까지도 배제할 수 없는 시대를 살고 있는 중요한 시점에 와 있다.

이렇게 인간이 만들어놓은 커다란 올가미로부터 평화롭게 문제를 해결해 나아가기 위해서는 인류의 의식 자체가 높아져야 한다는 주장이 두드러지게 대두되기 시작했다. 그리고 그것을 위해 노력하는 사람들도 눈에 띄게 늘

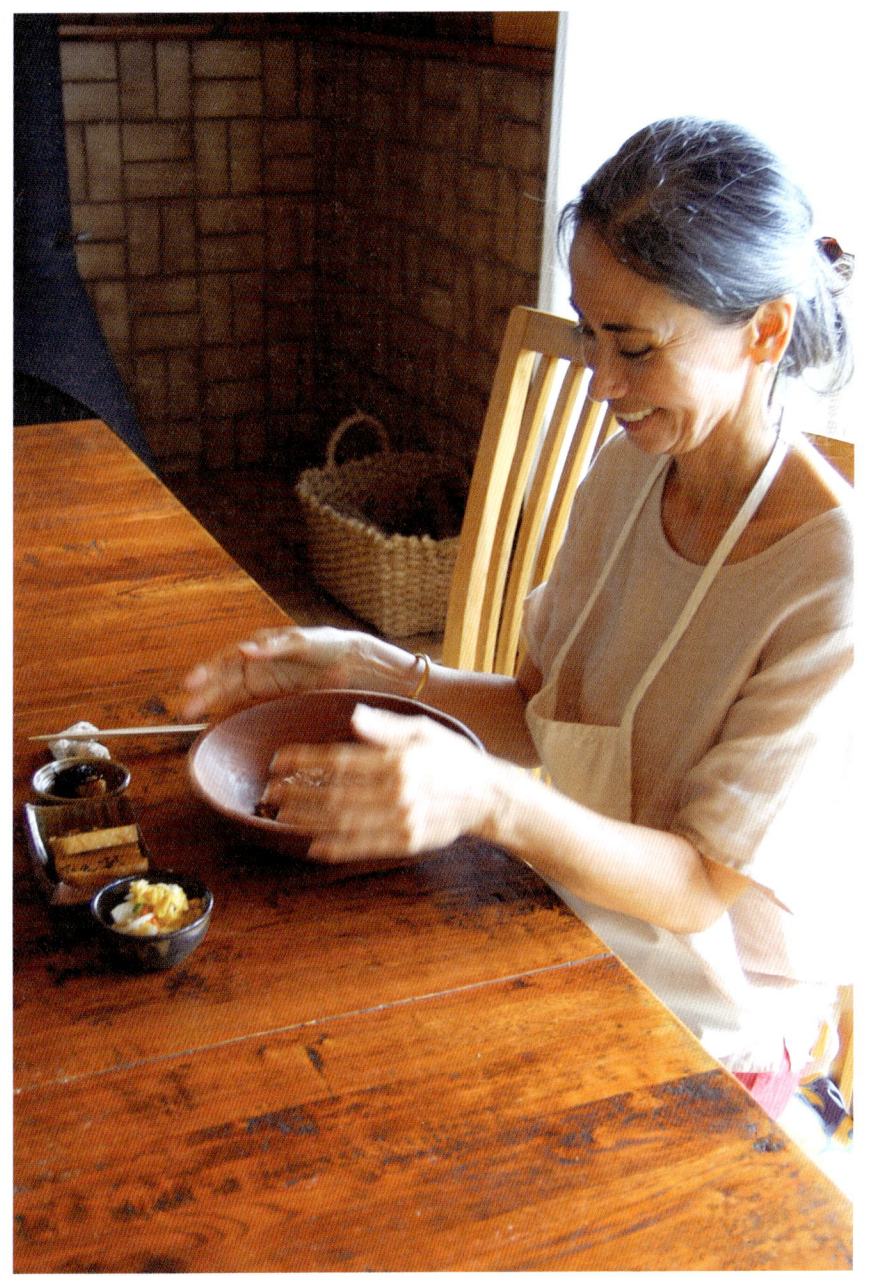

고 있다.

　　인간의 끝없는 욕심과 그럴수록 깊어지는 두려움으로부터 자유로워지고 비움이라는 작업을 통해 사랑과 지혜를 장려하는 일 같은 것은 음식과 같은 구체적인 것의 변화로부터 시작한다. 생소한 이야기인 것 같지만 그건 이미 오래전부터 모든 종교와 전통의 가르침으로 명확하게 전해지고 있는 것이다.

　　그것은 음식이 단순히 몸을 건강하게 하고 치유한다는 관념을 뛰어넘어, 중추 신경의 안정을 도모하여 투명한 의식을 촉진함으로써 깨어 있는, 즉 높은 의식의 삶으로 변화하는 데 기본적인 조건이 되기 때문이다. 그리고 그런 투명한 의식을 장려하는 식이요법이 바로 명상이나 선을 하는 승려나 수행자에게 필요한 사찰 음식의 기본이 된다.

　　쇼진精進 요리(일본의 사찰 음식), 매크로바이오틱, 아유르베딕, 장수 치유식 등으로 불리며 각기 조금씩 차이가 있는 이 식이요법들은 육체가 살아있기 위해 사용해야 하는 에너지를 최소한으로 줄이자는 데 첫 번째 목적을 두고 있다. 우리 몸은 기능적으로 몸에서 생산되는 90퍼센트 이상의 에너지를 소화, 흡수 혹은 동화, 배설, 제거에 사용하고 있으며, 우리 몸속에서 그 작업은 24시간 동안 쉬지 않고 진행된다.

　　소화와 흡수가 쉽고 에너지가 높은 음식을 소량 섭취하는 것으로 우리의 몸은 힘겨운 노동을 줄일 수 있으며, 그런 과한 노동으로 인해 쉽게 장기가 노화되는 것도 방지할 수 있다. 그뿐 아니라 몸속에서 쉽게 흡수, 동화될 수 있는 높은 기운의 살아있는 음식들은 맑은 공기와 함께 곧바로 에너지로 변형되어 의식의 투명함을 돕는다. 빈대로 소화하기 어려운 음식이나 죽은 음식을 섭취한 경우에는 그것을 분해하여 배설하는 데 너무나 많은 시간과 에너지가 소비되기 때문에 늘 몸이 무겁고 정신이 둔해지며 견딜 수 없이 피곤해지기도 한다. 그리고 그 이치는 과식을 하는 경우에도 똑같이 적용이 된다.

양념이나 향신료 등은 치유식으로 필요한 특별한 경우를 제외하고는 투명한 의식 세계를 위한 매크로macro 음식에서는 사용하지 않는 것이 좋다. 오신채를 비롯한 각종 양념이나 향신료는 우리 몸 안에서 중추 신경을 자극하여 마음을 안정시키는 데 도움이 되지 않을 뿐만 아니라 분노와 화를 일깨우며 정신을 산란하게 한다. 그 때문에 몸 안에서 일어나는 육체적이거나 정신적인 세밀한 변화들을 느끼지 못하게 되기도 한다.

그 외에도 매크로 음식에서는 기름기가 많은 음식, 탄 음식, 부패한 음식이나 심하게 발효시킨 음식, 그리고 죽음의 공포를 알고 두려움을 느끼며 죽어간 다른 생명체들의 살로 만들어진 음식 등은 피한다. 음이나 양 어느 한 쪽으로 깊이 치우치지 않은 중도中道의 음식으로 우리 몸이 자연과 조화를 유지하도록 하고, 우주의 섭리를 자연스럽게 받아들일 수 있는 마음의 자세를 키운다. 그것이 곧 '매크로바이오틱'이라는 말의 뜻이기도 하다.

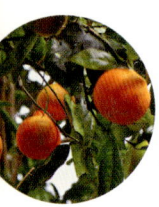

하와이에서 함께한 치유의 식탁
나는 가이드를 해줄 뿐 걷는 것은 그들이다

몸에 심각한 문제가 생겼거나 병에 걸려 수술을 받은 사람들이 나의 하와이 오두막을 찾아오곤 했다. 미국 본토나 아시아에서 온 그들은 나와 함께 지내며 치유식을 배우고 자신의 몸도 치유했다.

심한 환경병environmental illness으로 캘리포니아에서부터 나를 찾아온 사십대 후반의 캐서린도 그 중 한 명이었다. 환경병이란 아토피나 비염 등을 포함해 몸이 매우 민감해지는 상태에서 일어나는 여러 가지 알레르기성 질환을 말한다. 캐서린의 경우 면역력이 약해져 어디에도 나갈 수 없는 심각한 상태였다. 언뜻 보기에도 금방이라도 쓰러질 듯 창백했다.

그녀의 몸은 사소한 것에서부터 바로 반응을 보였는데, 자동차 매연 냄새만 맡아도 어지러워서 몸을 가누지 못했다. 밖에 나가기 무서워하며 공황장애에까지 시달리고 있었다. 아주 심각한 상태였다. 게다가 농약이 조금이라도 들어간 음식을 먹으면 바로 피부에 두드러기가 나고 호흡 곤란이 왔다. 완전 살

균된 비닐 풍선 속에서나 생활이 가능할 것만 같았다. 당연히 사회 생활은 불가능했고, 그동안 온갖 병원을 전전하며 치유를 하다가 결국은 나를 만나러 온 것이었다. 그녀는 한 달 정도 함께 지내며 자신에게 맞는 식단을 짜는 걸 배워 나가겠다고 했다.

물론 환경병의 일차적 원인은 오염된 환경이다. 오염된 식생활에 너무 오랫동안 노출된 것도 원인이 된다. 나는 그녀의 상태를 주시하면서 그녀에게 맞는 식단을 만들어나갔다. 우선 소화 기관이 극히 약해져 있는 그녀를 위해 익힌 채소를 중심으로 매크로바이오틱 식단을 짰다.

그녀는 모든 종류의 빵에는 심각하게 반응했지만, 중간 크기 알의 유기농 현미밥에는 좋은 반응을 나타냈다. 하루 정도 잘 불려 발아시킨 유기농 현미에 다시마와 생강을 넣고 압력밥솥에 지어서 영양가 높고 소화가 잘되는 방향으로 조리했다. 기운이 따뜻한 찹쌀도 20퍼센트 정도 첨가했다. 매일 노란 호박을 식단에 넣어 소화 기관을 강하게 만들고, 신경이 편안해질 수 있도록 잔잔한 요가와 명상도 함께 했다.

채소는 오행에 맞추어 매일 바꾸어갔으며, 거의 모든 채소는 익혀서 흡수가 잘되도록 마련했다. 약간의 소금 이외의 양념은 거의 쓰지 않았다. 허약한 그녀에게는 양념조차도 너무 자극적이었다. 기름을 쓰기에도 힘든 상태였다. 기를 보완하고 몸의 독성을 제거해 주는 쪽으로 싱싱한 새순 중심의 생채소를 점심 식사에 곁들여주었고, 가끔 이웃에서 기른 건강한 계란을 곁들였다.

그녀는 놀라울 정도로 빨리 회복했다. 신경이 안정되고 얼굴이 편안해 보이기 시작했다. 아침에 일어나 혼자 운동을 하기도 하고, 가끔 나와서 고양이

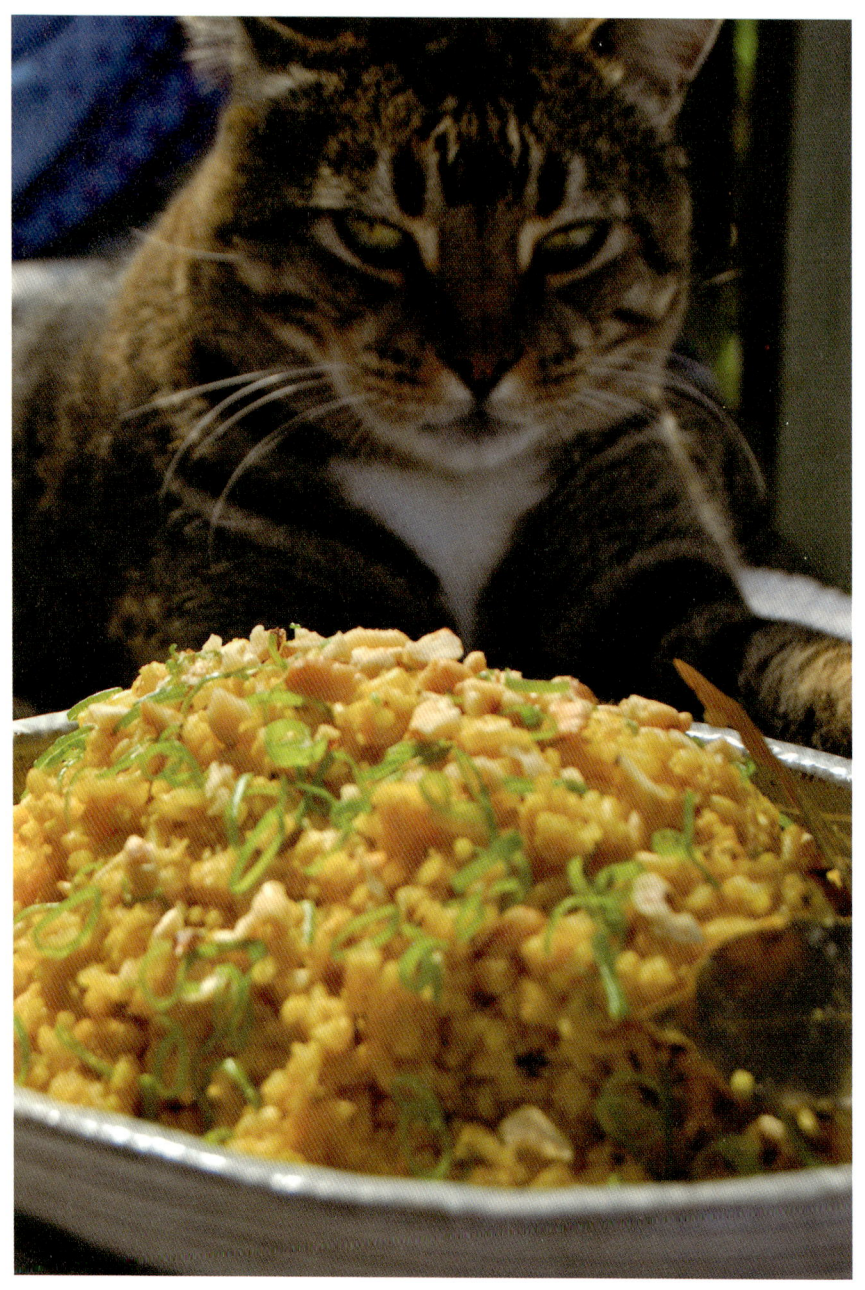

와 놀기도 하는 등 활력을 보였다. 컨디션이 더 좋은 날에는 해변에 데려다줄 수 있겠냐며 혼자 외출을 하겠다는 의지를 보이기도 했다. 나는 그녀에게 도시락을 준비해 주었다.

그녀는 이상하리만큼 엄청나게 현미밥을 좋아했다. 묵직한 기운의 현미밥이 금세 날아갈 듯 허약한 그녀에게 좋은 기운을 주는 것 같았다. 현미밥을 좋아하는 이유가 따로 있느냐고 묻자, 그녀는 "예전에 현미밥을 먹어본 적이 많아요. 그런데 맛이 없고 소화가 잘 안 됐어요. 나와는 안 맞는 음식이구나 생각했는데, 여기서 당신이 만들어준 현미밥은 입에도 부드럽고 맛이 있어요. 이렇게 소화가 잘되는 현미밥을 먹어보기는 처음이에요"라고 대답했다.

그러고는 현미밥을 더 많이 먹어도 괜찮겠느냐고 물었다. 나는 그녀가 원하는 만큼의 현미밥을 허용했다. 그날부터 밥그릇의 크기가 달라졌다. 서양 사람 중에 현미밥을 그렇게 많이 먹는 사람은 처음 보았다. 나는 "현미는 한 생명체의 귀중한 씨앗입니다. 그 소중함을 알고 기운의 이치에 맞게 정성스레 조리해야 해요"라고 현미의 중요성을 설명했다.

어떤 현미로 어떻게 짓느냐에 따라서 현미밥은 맛도 달라지고 기운도 달라진다. 물론 어떤 음식과 같이 먹느냐에 따라 전체적인 기운도 달라진다. 채소도 어떻게 기른 것이며 어떤 것과 같이 먹느냐 혹은 어떻게 잘라서 어떻게 조리하느냐에 따라 기운이 달라진다. 물론 맛도 달라진다. 우리 몸에 끼치는 영향은 말할 것도 없다.

한번은 식도암으로 수술을 받은 오십대 후반의 남성이 나를 찾아왔다. 그를 위해서는 우선 알칼리성 식품 중에서도 항암 작용이 강한 음식을 선택해야 했다. 암 세포는 산성에서 자라 산소가 부족한 산성 환경에서 번식하기 때문이다. 소화, 흡수에 무리가 없는 생식 중심의 즙식으로 식단을 짰다.

그리고 나는 배낭을 메고 항암 작용이 가장 크다는 야생 노니를 따러 나섰다. 노니는 하와이에서 만병통치약으로 알려진 과일이다. 갈아서 생으로 먹을 수도 있지만 맛이 없기 때문에, 며칠 놔두면 나오는 삭은 국물을 마신다. 암으로 아파하는 이들이 문의를 하면 꼭 추천해 주는 작물이다.

나는 그에게 사람이 없는 작은 해변으로 가서 온몸을 바닷물에 충분히 담그도록 했다. 바닷물이 몸을 알칼리화하는 데 좋은 작용을 하기 때문이다. 그리고 약간의 익힌 음식을 제외하고는 모든 것을 갈아서 조리했다. 자극이 없고 순한 싱싱한 채소즙이나 채소 수프, 그리고 곡물 수프 등 영양가 높은 음식을 적은 양으로 하루에 여러 번 먹을 수 있도록 했다.

그는 하루가 다르게 편안해져 갔다. 하루 여러 번 먹는 식사가 고통스럽지 않고 편안하다고 했다. 몸에서 받아들인다는 증거였다. 며칠이 지나 몸이 편안해지자 그는 바로 2주 전에 생사를 가르는 큰 수술을 했다는 사실을 잊은 모양이었다. 와인을 마시게 해달라고 조르는 것이 아닌가. 할 수 없이 와인에 물을 타서 예쁜 잔에 담아주었다.

치유 음식의 기본은 좋은 것을 얼마나 많이 찾아 먹느냐에 달려 있지 않다. 오히려 그 욕구를 비우고 기본적인 것부터 소중하게, 고마운 마음으로 먹는 것이 중요하다. 하지만 가장 중요한 것은 자신의 의지와 의식이 있어야 한다는 점이다. 나는 그들이 걷는 길에 가이드를 해줄 뿐 걷는 것은 그들이다.

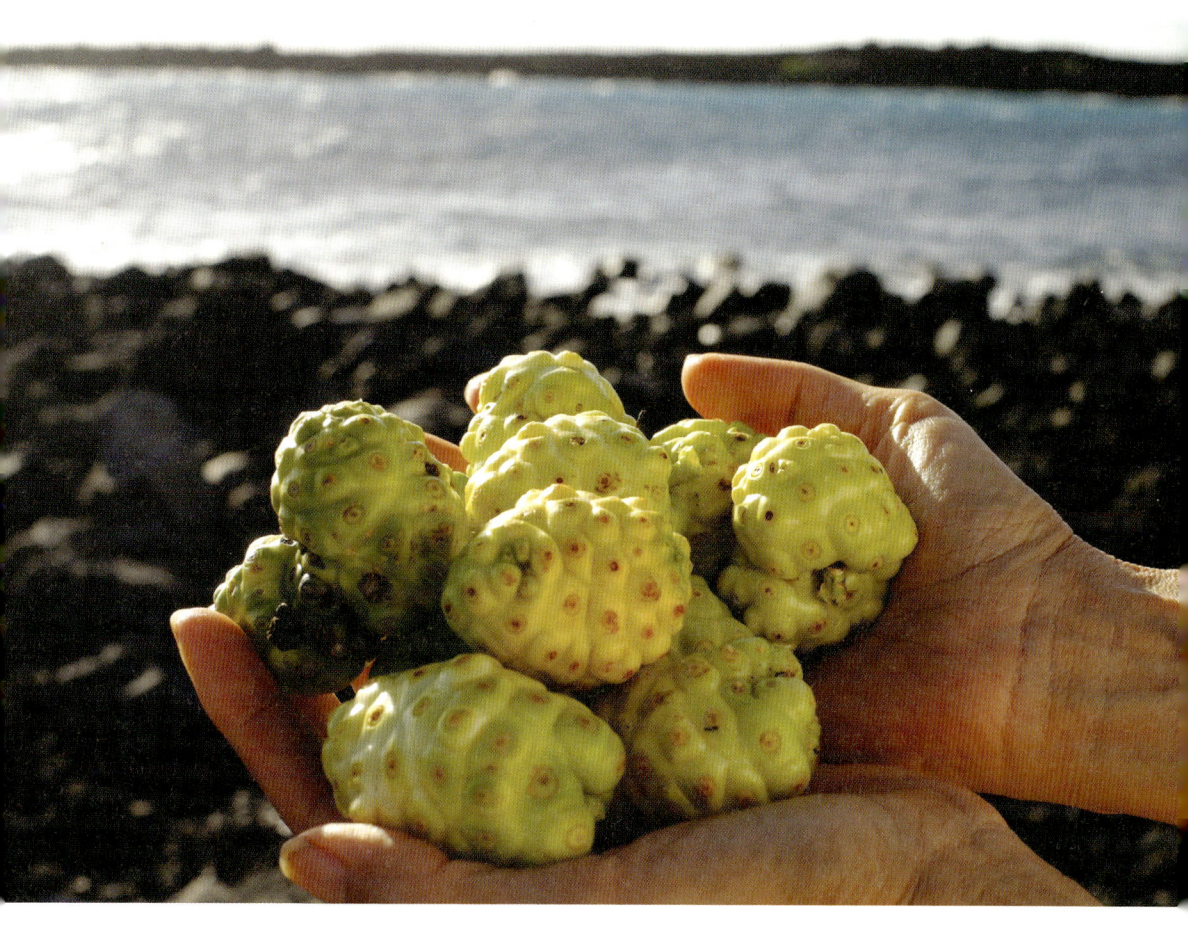

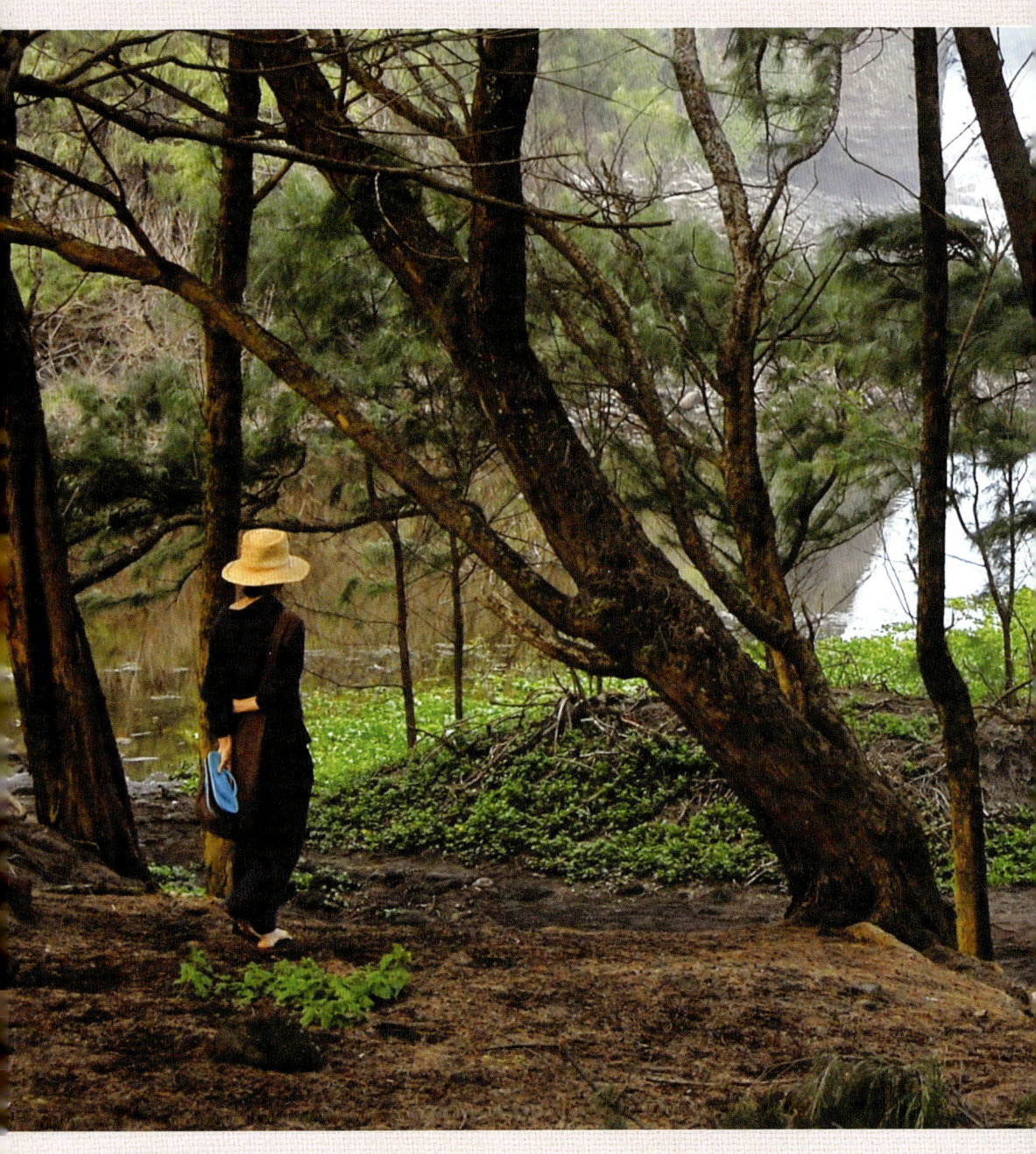

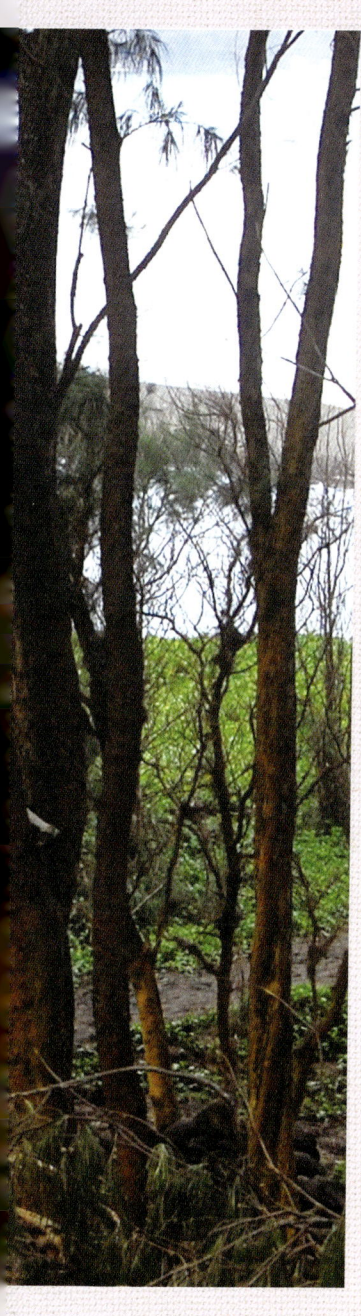

PART 5
의식의 변화

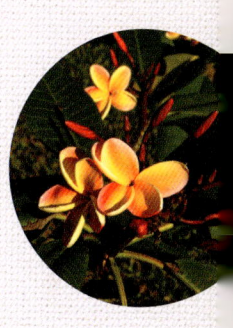

이곳은 내가 살고 있는 작은 행성이다. 그리고 신들의 거룩한 정원이다. 나는 이곳에 태어난 신비스런 하나의 생명체이며 이곳에 잠들 것이다.

신들의 정원
까마귀도, 전갈도, 방울뱀도 이곳에서 나와 함께 잠들 것이다

그곳으로 들어가는 입구에는 이렇게 씌어 있다. "아무것도 흘리지 말고 당신의 발자국만 남기고 나오십시오."

이곳부터는 길도 없고 자동차도 없다. 물론 민가도 없다. 당연히 입구에서 서명을 하고 들어간다. 들어간 날짜와 시간 그리고 돌아올 날을 기록해야 한다. 돌아 나오면서 다시 확인 서명을 해야 한다. 안전을 위해서다. 돌아올 날짜가 지났는데 서명이 되어 있지 않으면 수소문을 하고 구조 대원을 들여보내야 하기 때문이다.

캠핑 중에서도 가장 캠핑다운 캠핑, 짊어지고 걸어 들어가서 살다가 나오는 백팩킹backpacking이다. 내가 먹을 것은 모두 내가 짊어지고 가야 한다. 그중 제일 무거운 것이 물이다. 그 때문에 잘 계산된 정확한 계획이 필요하다.

옷도 마찬가지이다. 여분을 가져갈 만한 여행 가방은 없다. 속옷부터 눈이 오는 추운 날씨에 입을 두꺼운 겉옷까지 모두 한 벌씩으로 해결해야 한다.

고도가 높아질수록 날씨의 변화가 잦아 위험해질 수도 있다. 비가 올 수도 있고 눈이 올 수도 있다. 그러다가 개천을 만나면 뛰어들어 수영도 하고 몸도 씻어야 한다. 그것을 모두 한 벌로 해결해야 한다. 다행히 가볍고 물에 젖어도 잘 마르는 아웃도어 의복이 그 역할을 한다.

모자와 장갑, 양말까지 모두 한 개씩이다. 세면도구도 칫솔 하나로 해결한다. 슬리핑백과 패드도 각자 책임을 진다. 단지 텐트는 2인용으로 준비해서 몸집이 큰 사람의 배낭에 넣거나 아니면 나누어서 넣는다. 무조건 가장 가벼운 것이어야 한다. 짊어지고 오랫동안 걸으려면 조그만 것도 그 무게에 영향을 주기 때문이다.

백팩킹을 무리 없이 잘하려면 지역과 장소를 잘 선택해야 한다. 나같이 연약한 사람에게는 특히나 더 그렇다. 비가 많이 오는 지역이나 너무 추운 곳 혹은 벌레나 모기가 득실거리는 곳에서 백팩킹을 하는 것은 생지옥이나 다름없다.

이런 여행을 하기에 가장 적합한 곳이라면 당연히 미국 서부에 위치한 거대한 고사막 지대를 꼽는다. 멕시코 국경 지역 위로부터 애리조나와 뉴멕시코 주 그리고 콜로라도와 유타 주가 이에 속한다. 때로는 북쪽으로 와이오밍 주까지 포함한다. 크기로만 보아도 어마어마한 땅덩어리이다. 게다가 인구 밀도가 극히 낮다. 이 지역에는 그랜드 캐년이나 캐년 랜드와 같은 웅장한 지형이 포함되어 있기도 하다. 이 지역은 다른 곳에 비해 고립되어 있는 지역이기는 하지만, 비교적 안전하고 도로가 잘 발달되어 있어서 쉽게 접근할 수 있다는 장점이 있다.

대체로 공기가 건조해서 비가 오는 날이 거의 없으며 육안으로 100킬로 미터 이상이 선명하게 내다보인다. 낮에는 덥지만 나무 그늘을 찾으면 과히 나쁘지 않고, 그 대신 밤에는 기온이 뚝 떨어져서 아무데서나 지내기에 아주 적절하다. 고사막 지대의 특이한 날씨 덕분이다. 그러나 햇볕이 강하고 건조하기 때문에 쉬지 않고 물을 마셔야 한다. 그렇지 않으면 탈수증으로 정신이 혼미해져서 엉뚱한 위험에 빠질 수도 있다. 게다가 다른 사람은 만날 가능성이 거의 없으니 자연의 변화를 잘 관찰해서 대처할 수 있는 지혜가 특별히 필요하다.

밤이 되면 지평선에서 지평선으로 이어지는 둥근 하늘에 수억만 개의 별들이 보석같이 빛을 발한다. 나의 존재는 풀벌레와 같은 모습으로 홀연히 변신하고, 우주의 신비스런 광경만이 이 작은 미생물의 눈앞에 장엄하게 펼쳐진다.

아! 내가 지금 어디에 있는 것일까? 어떻게 여기까지 오게 되었을까? 나라는 것이 무엇일까?……

내가 서 있는 이 지구라는 행성이 우주의 중심에서 아주 동떨어진 외딴 등대마냥 느껴진다. 살아있다는 것이 신비한 현상이라는 것을 실감한다. 그리고 이 지구 안에 같이 공존하고 있는 또 다른 생명체들에 대한 연민의 마음이 저절로 생겨난다. 이 많은 별들 가운데서도 같은 시간에 같은 행성에 공존하고 있다는 것 자체가 기적이라는 확신이 온다. 게다가 잠깐이라도 만나고 지나친다면 그것은 기적 중의 기적이라는 생각도 든다.

고산 사막이라고 해서 아무것도 살지 않는 것은 아니다. 점점 시간이 지나면서 잘 살펴보면 그곳에서만 생존하는 생명체들이 얼마든지 있다는 것을 알게 되고 종종 그들과 만나게도 된다.

내가 그들을 처음 만나면 우선 흠칫 놀란 뒤 자세히 살펴보듯이 그들도

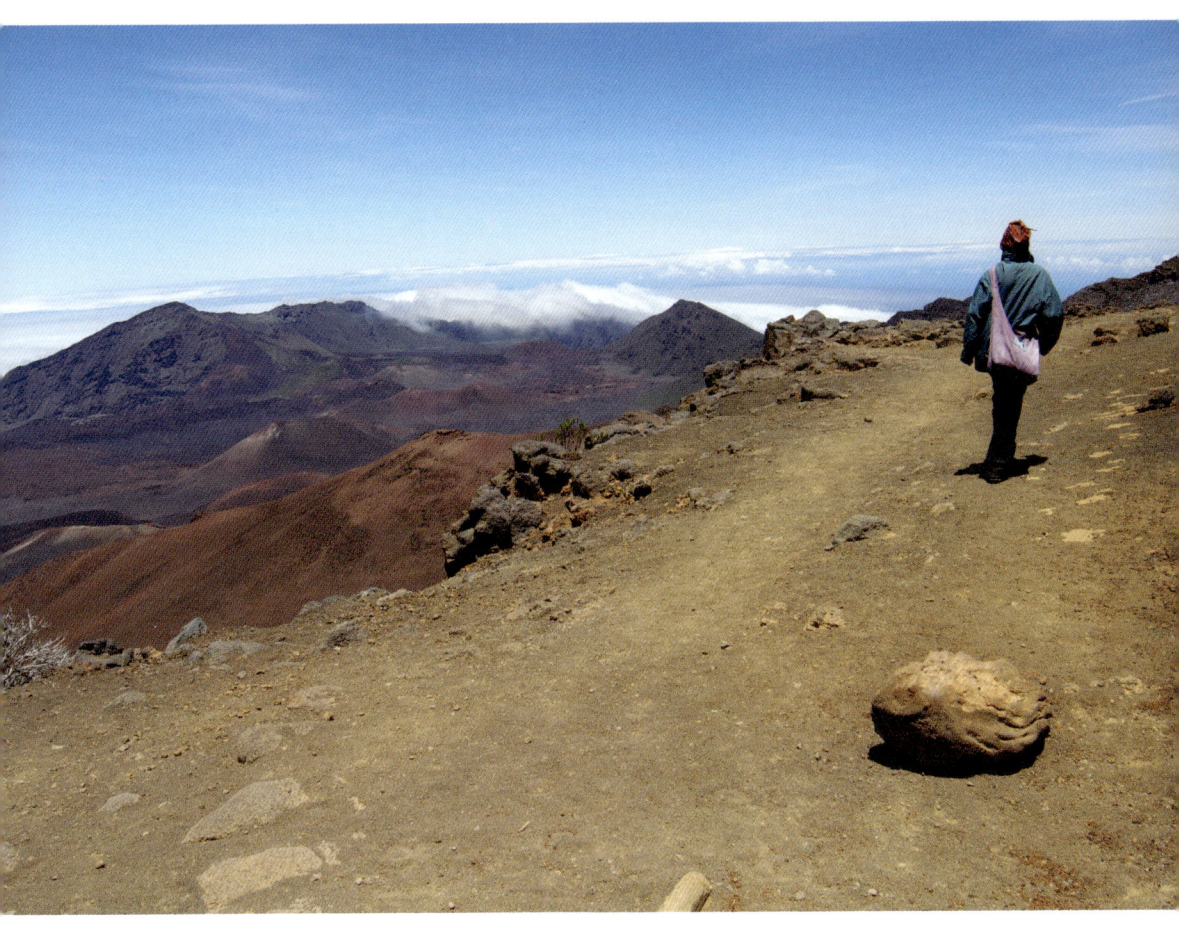

마찬가지이다. 우선 흠칫해한다. 그러고는 거리를 두고 동글동글 눈을 돌려가며 나를 살펴본다. 생소하게 생긴 나를 뜯어보며 내가 그들에게 위험스러운 존재인가를 가늠하려 하는 듯하다. 내가 위험한 존재가 아니라는 것을 판단하고 마음을 놓을 때까지는 조금 시간이 걸린다.

그러나 방울뱀과 같은 생명체는 상황이 어찌되었건 무조건 우리와의 거리를 유지하고 싶어 하고 눈에 뜨이고 싶어 하지 않는다. 일광욕을 유난히 즐기지만 혼자서 하고 싶어 한다. 그래서 먼저 가까이 오지 말라는 신호를 보낸다. 그 신호를 알아듣고 기회를 주면 자기가 그 자리를 피하는 것이 상례이다. 그러나 가끔 그곳이 그들이 늘 상주하는 곳이거나 가족이 가까이에 있다면 자리를 피해주지 않는다. 그리고 더욱 강한 신호를 보낸다. 그때는 내가 돌아서야 한다. 그들이 그곳에 먼저 와 있었고 그곳은 그들의 땅이기 때문이다. 그리고 그들은 자신과 가족을 지키기 위해서 목숨을 걸고 덤빌 수도 있다.

그건 우리도 마찬가지가 아닌가? 나라와 동포를 지키기 위해 우리도 목숨을 걸고 싸운다. 그리고 우리는 그들을 전사, 독립 투사, 열사 등의 존칭어를 써서 부른다. 우리가 이 땅에 살 수 있는 권리가 있는 것처럼 그들도 이 땅에서 그들의 방식대로 살아갈 권리가 있다. 그리고 우리는 그걸 존중해야 할 의무가 있다. 이렇게 자연의 법칙은 간단하고 명확하다. 이 땅에 살고 있는 다른 모든 생명체에 대한 존중심을 가지고 예의 바르게 행동할 줄 아는 것은 우리가 지켜야 할 기본적인 태도이다.

그들은 우리보다 못한 존재가 절대로 아니다. 아니 오히려 우리보다 더 현명하고 지혜로울지도 모른다. 그들은 이 행성인 지구에서 우리보다 훨씬 더 오래전부터 살아온 생명체들이며 더 길게 살아남은 생명체들이다. 우리는 이 지구 행성에 가장 나중에 도착한 생명체라는 것을 잊어서는 안 된다. 그리고 얼마 되지 않은 짧은 시간에 이 지구 행성을 거덜 내고 있는 것도 우리라는 것을 기억하지 않으면 안 된다.

'게코'라고 부르는 도마뱀 역시 이런 곳에 많이 살고 있다. 이 녀석들은 방울뱀보다는 훨씬 호기심이 많다. 적당한 거리를 두고는 나를 살펴본다. 눈알을 사방으로 돌려가며 살펴본다. 작다고 해서 얕잡아볼 일이 아니다. 이 녀석들도 급하면 입을 있는 대로 벌려가며 자기를 방어한다. 우선 내가 해치지 않으리라는 걸 알아차리도록 해야 한다. 그건 마음으로 가능하다. 자연 속에 있는 거의 모든 생명체는 느낌으로 감지를 하기 때문이다. 어떨 때는 당분간 그냥 모른 체하는 것이 상수일 수도 있다.

그러나 내가 그곳에서 하루 밤을 지내야 되는 상황이라면 일단 양해를 구하고 서서히 자리를 잡는 것이 좋다. 자신을 해치지 않을 존재라는 판단이 서면 가까이에서 얼쩡거린다. 자신들만의 동네에 희한한 일이 벌어졌으니 거리를 두고 좀 살펴보고 싶은 게다.

해가 지고 땅거미가 내리면 짙푸른 남색 하늘에 촘촘하게 별들이 살아나기 시작한다. 텐트의 주변을 서성거리다 보면 마른 가지 위에서 하늘을 올려다보고 있는 녀석을 만난다. 눈알 하나 굴리지 않고 먼 하늘을 올려다보고 있다. 무얼 보고 있을까? 나도 같은 곳을 올려다본다. 금강석 같은 별들이 검게 변해가는 하늘 위로 살아나는 것을 그 녀석은 움직이지도 않고 올려다보고 있다. 무슨 생각을 하고 있는지 그렇게 거기서 홀로 몇 시간씩 있기도 한다. 완전 몰두

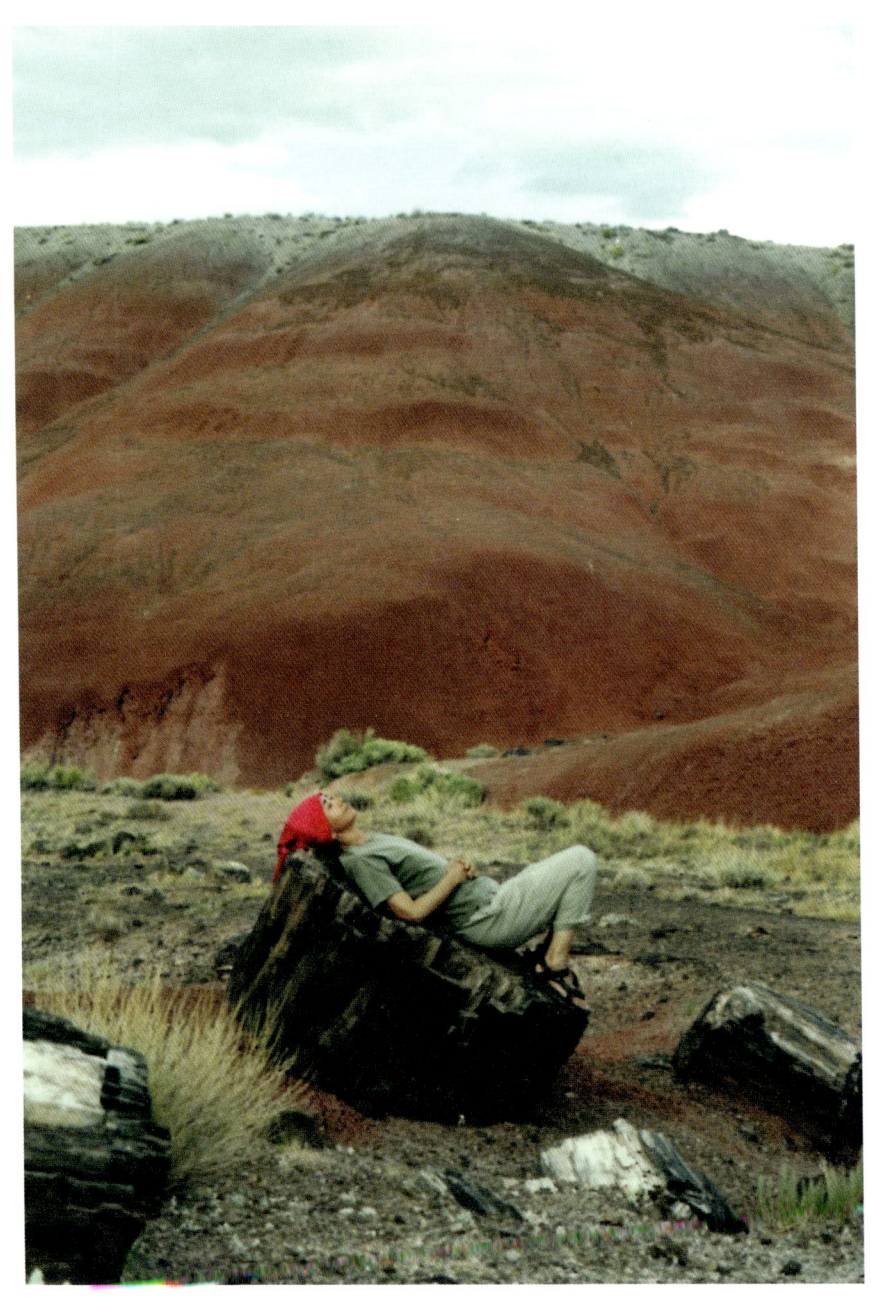

한 모습이다. 나도 그동안 명상 연습깨나 했다고 했는데 이 녀석의 명상법은 수준 이상이다. 그야말로 세련되고 고고한 존재라는 것을 인정하지 않을 수 없다.

게다가 그 옆에 나를 끼워준 것이 고마워 눈물이 날 지경이다. 나도 그 마른 나뭇가지 옆에 있는 돌 위에 올라앉아 하늘을 올려다본다. 아…… 이곳은 정말 아름다운 외딴 행성이구나. 내가 여기에 와 있다니…… 그리고 '게코'란 녀석과 함께 밤하늘을 올려다보고 있다니…… 이 얼마나 오묘하고 아름다운 상황인가? 함께 살아 순간을 나누고 있다는 게 이리도 아름다운 것이라니!

어느덧 밤은 서서히 깊어가고 멀지 않은 곳에서 코요테들이 떼를 지어 길게 목청을 뽑으며 짖는 소리가 들린다. 그리고 맞은 편 산등성이 쪽에서 다른 코요테들이 그것에 답하여 길게 부르짖는다.

아침에 일어나면 텐트 안에 들여놓았던 신발을 잘 살펴보고 털어서 신어야 한다. 밤새 누군가가 들어가서 잠자리로 사용했을지도 모르기 때문이다. 특히 전갈이란 놈이 그런 일을 좋아한다. 가끔은 거미일 수도 있다. 신발 안으로 손을 먼저 밀어 넣는 것은 절대금물이다. 아직 그 녀석이 그 안에 있다면…… 그 정도의 지식은 누구나 이미 갖고 있을 것이다. 그래서 대개 걷는 신발 외에도 얇은 조리 한 켤레를 배낭에 달고 다닌다. 신발을 털고 말리는 동안 텐트 주변에선 얇은 슬리퍼를 신고 있는 것이 편하다.

전갈도 강한 독을 가지고 있는 생명체이긴 하지만 그건 그냥 그들의 상황일 뿐 일부러 우리를 괴롭히려고 들이대지는 않는다. 단지 그들의 생명을 위협하는 일만 하지 않으면 된다. 그것이 지혜로운 일이다. 그러면 다들 알아서 거리를 두고 피해가게 마련이다. 그뿐 아니라 걷는 모습이라든가 하는 행동들이

의외로 품위가 있고 당당하기까지 하다.

　이런 곳은 대개 사막이라고 부르기는 하지만 모래사막은 아니다. 단지 나무가 흔치 않으며 '나바호 샌드스톤Navajo sand stone'이라 부르는 연한 돌로 이루어진 지형이 있기도 하고, 혹은 각종 색깔의 흙이 층층이 쌓여 오색을 드러내고 있는 모래땅 지형이 나오기도 한다. 그리고 그 사이로 느닷없이 강이 흐르기도 하고 호수가 있기도 하다. 전자인 경우에는 부드러운 '나바호 샌드스톤'이 물과 바람에 깎여 절경을 이루고 있으며, 후자인 경우에는 지구가 알몸을 드러내고 누워 있는 모습과 같아 신비로운 정기를 느낄 수 있다. 그리고 지역이 워낙 거대하여 이 한 몸이나 저 전갈이나 별 차이 없이 느껴지게 하는 곳이 이곳이다.

　나바호 샌드스톤 절벽산이 깎아지르듯 군데군데 치솟아 있고 그 양옆으로 광야가 펼쳐진다. 지평선 너머로 해가 떨어지면서 다른 쪽 지평선에서 보름달이 솟아오른다. 하늘과 땅이 맞닿아 있고, 해와 달이 지평선의 양끝 쪽에서 서로를 투명하게 비추고 있다. 둥근 하늘과 땅 사이에서 세상은 맑은 유리구슬 안이다. 그 안에 내가 서 있다. 그리고 그 사이를 가로지르며 까마귀 떼가 날아오른다.

　아메리칸 인디언들이 말하는 이른바 '길일'이다. 땅과 하늘의 기운이 맞닿으면 까마귀 떼가 뜬다는 그들의 말이 있다. 그래서 커다란 까마귀들은 그들에게 성스러운 길조이다. 땅과 하늘의 기운이 높게 맞닿을 때 까마귀 떼는 먹을 것을 찾기 위해서가 아니라 그 기운을 타기 위해 떼를 지어 공중으로 날아오른다. 대지는 죽은 듯이 고요하고, 오직 투명한 하늘을 가르는 까마귀 떼외 까익거리는 소리기 투명한 유리구슬 안을 진동한다.

나도 까마귀 떼와 함께 날아오른다. 먹을 것을 찾기 위해서가 아니라, 무언가를 구하기 위해서가 아니라, 오직 날기 위해서 날아오른다. 까악까악 있는 대로 목청을 돋아 소리를 내며 높이높이 날아오른다.

이곳은 내가 살고 있는 작은 행성이다. 그리고 신들의 거룩한 정원이다. 나는 이곳에 태어난 신비스런 하나의 생명체이며 이곳에 잠들 것이다. 까마귀들 또한 나와 함께 이곳에서 잠들 것이다. 방울뱀도, 전갈도, 게코 도마뱀도, 이곳에서 나와 함께 잠들 것이다. 떼를 지어 밤하늘을 향해 구슬프게 부르짖는 코요테들도 나와 함께 이곳에 잠들 것이다.

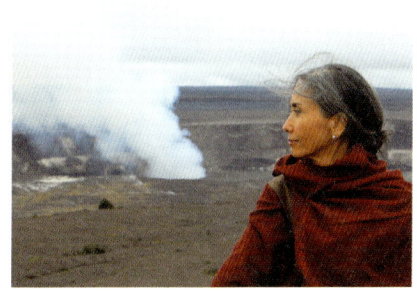

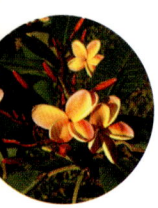

만들어진 천국의 실상
자연의 절규를 듣지도 보지도 못하는 영혼 잃은 사람들

　　마우이 섬에 도착해 공항 문을 나서면 우선 달콤한 꽃향기를 담은 바람이 코끝에 와 닿는다. 바로 보이지는 않아도 어딘가에 늘 피어 있는 갖가지 열대성 꽃들이 불어오는 무역풍에 향을 실어 자신의 존재를 넌지시 알리며 방문객을 환영한다.

　　기대감으로 온통 들떠서 이리저리 눈동자를 굴리며 얼굴 가득히 함박웃음을 띤 관광객들이 밝은 휴가복 차림으로 천국에라도 도착을 한 양 공항 문을 나서고, 기다리고 있던 안내원들은 재빨리 꽃을 엮어 만든 꽃목걸이를 그들 목에 걸어주며 천국으로의 도착을 확인시켜 준다.

　　짐을 찾는 곳에서 쏟아져 나오는 가방들 역시 보통 도시와는 다르다. 밝은 색 꽃문양들이 새겨진 여행용 가방이라든가 골프를 치기 위한 장비며 낚시도구를 담은 가방, 서핑을 하기 위한 거대한 보드를 담은 가방, 다이빙할 때 쓰는 오리발 모양의 핀을 담은 납작한 대형 가방, 그리고 기타나 디제리두(오스트

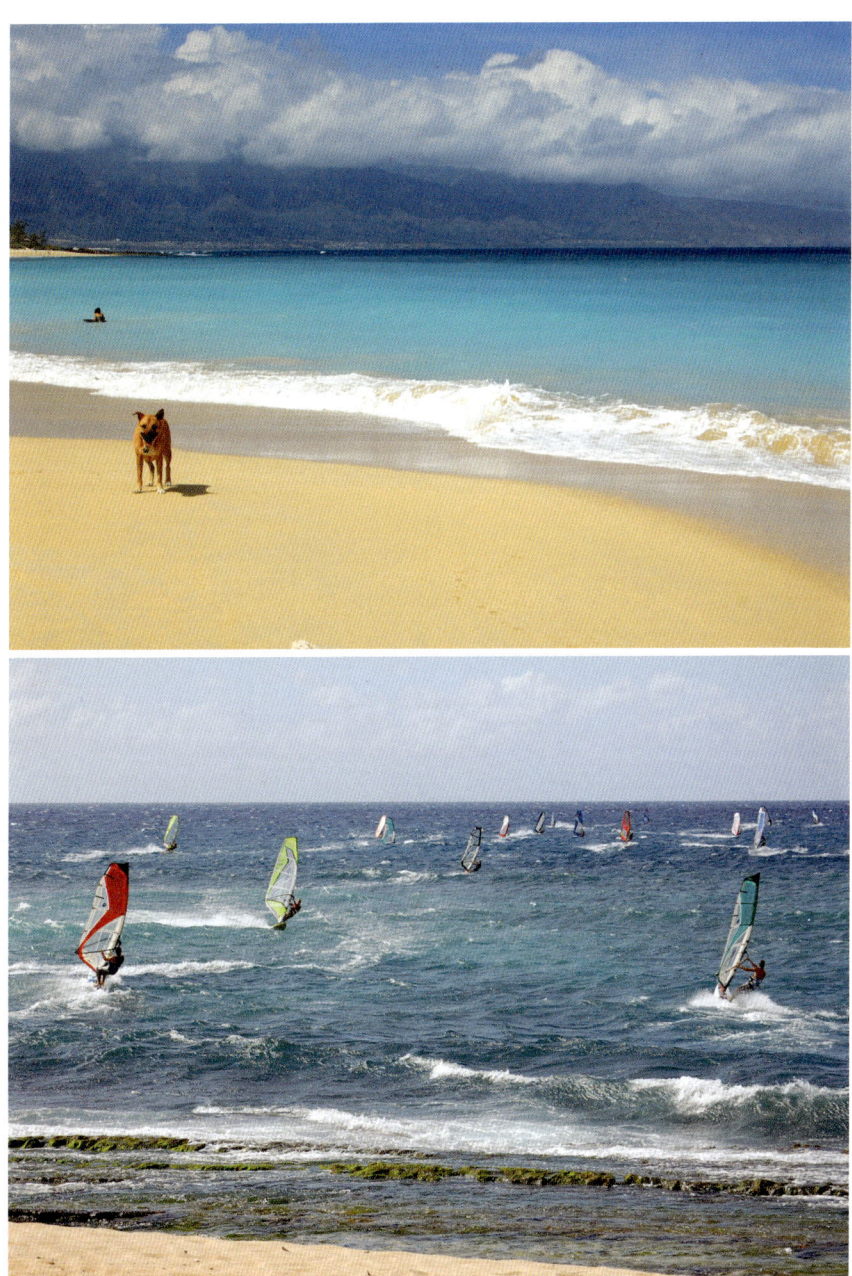

레일리아 북서부 원주민이 사용하는 나무 트럼펫)를 담은 가방 등 역시 천국행다운 다양한 가방들이 줄을 지어 나온다. 따끈한 햇살이 기분 좋게 쏟아져 내리는 공항 밖으로 몰려나온 사람들은 은은하게 스쳐가는 꽃향기 바람을 달콤하게 만끽하며 천국으로의 입성을 다시 한 번 실감한다.

코코넛야자수 나뭇잎들이 파란 하늘을 배경으로 무역풍에 흔들리는 공항을 빠져 나와 공항 주변에 있는 작은 도시를 재빨리 지나면 끝없이 펼쳐지는 사탕수수밭 사이로 곧게 뻗은 고속도로가 나오고, 얼마 후 마침내 새파란 태평양 물이 날름거리는 해변의 관광 단지에 도착을 한다.

멀리 구름 띠를 두른 거대한 분화구가 신비롭게 올려다 보이고, 그 아래로 국제 수준급의 골프장들이 이곳저곳 눈에 뜨이기 시작한다. 다시 고개를 돌려 새파랗게 펼쳐지는 바다 쪽을 바라보면 물 위에 떠 있는 작은 섬들 사이로 가끔 집채만 한 고래가 뿜어 올리는 분수 모양의 물줄기가 하늘을 향해 치솟는 것이 보인다. '아! 역시 이곳이 천국임에 틀림이 없구나' 하는 생각이 머릿속을 스쳐 지나간다.

그러나 이곳에서 사는 사람들인 경우에는 문제가 조금 다르다. 이사를 온 지 한 달이 채 되지 않은 어느 날, 아침 일찍 무언가가 타는 듯한 냄새에 숨이 막혀 불편하게 잠에서 깨어났다. 근처에서 분명히 큰불이 난 것에 틀림없다는 예감에 급히 문을 열고 밖으로 나갔더니, 타는 냄새가 더욱 심하게 숨을 가로막으면서 뿌연 하늘에 실오라기 같은 까만 재가 눈 내리듯 쏟아져 내리는 것이 보였다.

무슨 일인지 몰라 기섭을 하며 맨발로 이리저리 뛰다가 실례를 무릅쓰고 옆집의 문을 두드렸다. 그리고 빠끔히 내다보는 젊은 남자에게 다급한 목소리로 물었다.

"어디 가까운 데서 큰불이 난 모양인데 빨리 피해야 하지 않을까요?"

그 남자가 오히려 차분한 목소리로 나에게 물었다.

"여기 새로 이사 오셨나 보지요?"

"아, 네. 바로 2~3주 전에요."

"블랙 스노우 때문에 놀라셨나 보군요."

"블랙 스노우라니요?"

"여기서는 이 검은 재를 블랙 스노우라고 부르지요."

"네?"

"보통 일이 아닙니다. 이런 짓을 벌써 백 년 이상을 하고 있으니 말입니다. 우리는 어린아이까지 있는데, 너무나 황당한 일이죠."

"그게 무슨 말씀이세요? 어디 불이 난 게 아닌가요?"

"불은 불이지요. 난 불이 아니라 지른 불이지요. 늘 있는 일이니까 놀라지 않으셔도 됩니다. 여기서는 이렇게 사탕수수밭에 불을 질러 한나절 태운 후 까맣게 탄 줄기만 수확을 합니다. 예전과 같이 사람이 많이 살고 있지 않을 때는 그렇다 해도, 이렇게 많은 사람들이 섬에 살고 있는데도, 워낙 설탕 회사의 권력이 막강해서 말입니다. 막을 방법이 없습니다. 사람보다 돈이 더 중요하지요."

머리가 곱슬곱슬한 그 남자의 설명이었다.

이국적이고 낭만적으로만 보이는 사탕수수밭의 문제는 그것만이 아니다. 1840년대에 선교사로 들어왔다가 하와이 왕족으로부터 무상으로 땅을 얻

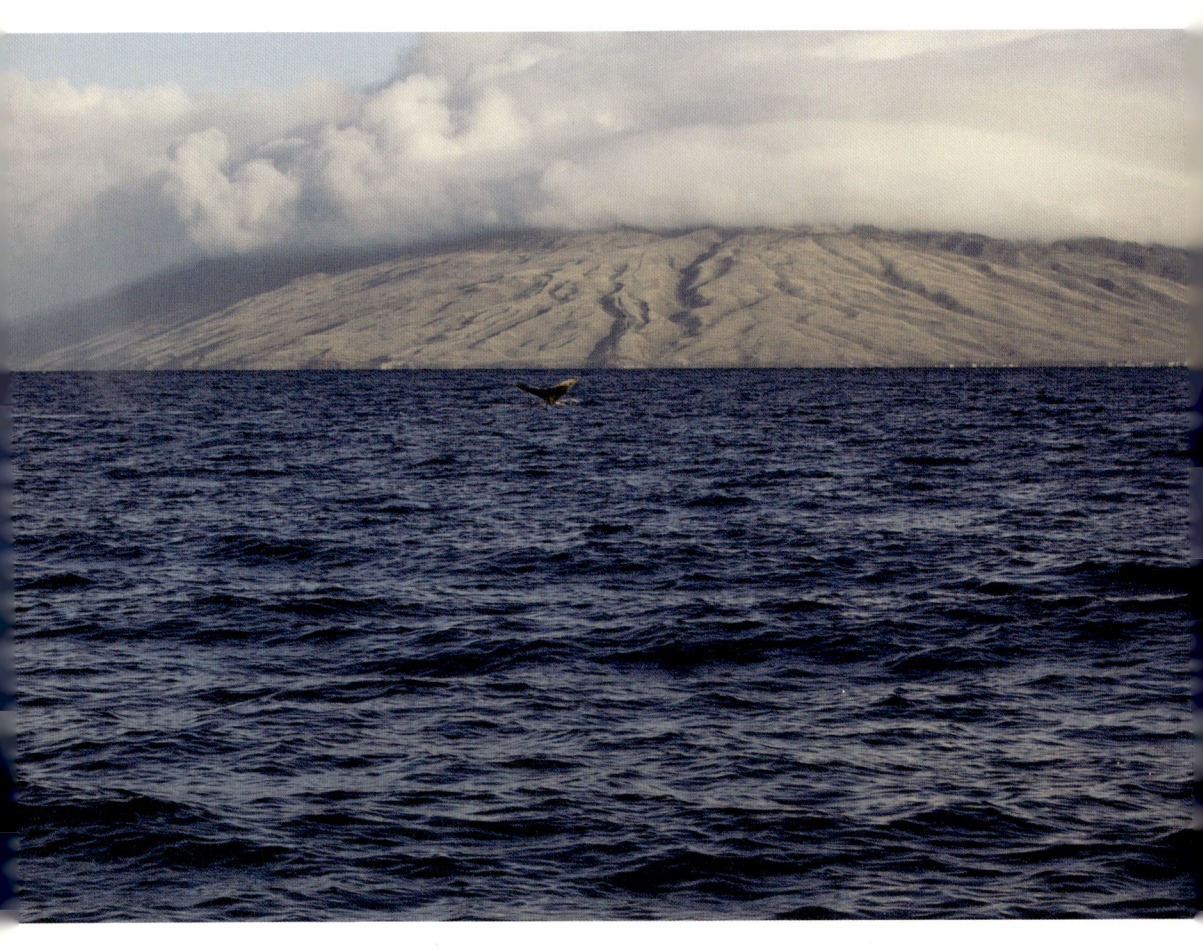

거나 아니면 아주 헐값에 땅을 매입한 백인들이 수익성 높은 사탕수수를 상업적으로 재배하기 시작하면서 중국, 한국, 일본 그리고 필리핀으로부터 값싼 노동자들을 들여와 심하게 차별 대우를 해가며 노예와 같이 부리던 슬픈 역사의 현장이 바로 그곳이다.

한국인들도 1903년에서부터 1910년 사이에 7,500여 명 정도가 이곳에 와서 노예와 같은 힘든 생활을 했지만 일제 치하의 고국으로 돌아갈 수 있었던 사람들은 천여 명 정도밖에 되지 않았다.

지금도 이곳 하와이 사람들은 백인들을 하올리haole라고 부른다. '숨이 없는 사람'이라는 뜻인데, 수익만 챙길 줄 알고 영혼이 없는 사람이란 깊은 뜻을 가지고 있다.

그 후 1940년대로 들어서면서 설탕의 수요가 급격히 늘어나기 시작하자 설탕 회사는 막강한 권력으로 워싱턴 정부에 입김을 발휘하게 되었고, 수요에 따르는 최대의 수확을 위하여 엄청난 양의 농약과 성장 호르몬, 제초제 등을 사용하기 시작했다.

지금은 땅 밑으로 설치된 파이프를 통해 자동적으로 모든 농약이 공급되기 때문에 겉에서 보기에는 잘 표시가 나지 않지만, 사탕수수밭 사이로 난 길을 타고 조금만 가다 보면 농약을 저장하여 공급하는 대형 탱크들이 운집해 있는 것이 눈에 띄며, 심한 농약 냄새 때문에 숨을 쉴 수가 없을 정도로 그 상태가 심각하다.

물론 그 끝도 없이 넓은 사탕수수밭에 뿌려진 대량의 농약들은 얼마 가지 않아 바다로 흘러 들어간다. 천국인 양 평화롭게 내다보이는 새파란 남태평양의 바닷물도 실제로는 벌써 오래전부터 농약으로 오염되고 죽어가는 바닷물일 뿐이다. 게다가 수확을 할 때가 되면 부분적으로 나눈 밭의 한 부분씩을 불에 태워서 거두어들이며, 그때마다 농약과 제초제 또한 거대한 화염에 같이 휩싸이면서 오염된 공기를 대기 속으로 올린다.

그렇게 거두어들인 새까맣게 탄 사탕수수 줄기에서 설탕물을 빼어내고 역시 새까말 수밖에 없는 그 설탕은 표백제를 사용해서 흰 설탕으로 둔갑시킨다. 그것이 가장 싼 방법으로 흰 설탕을 만드는 과정이다. 생각만 해도 실로 놀라운 일이 아닐 수 없다.

사탕수수밭만이 문제가 아니다. 농약으로 따지자면 파인애플 농장 또한 빼놓을 수가 없다. 육질이 유난히 달고 부드러우며 강한 향을 가진 파인애플은 땅에 붙어 열리는 커다란 과일이다. 그리고 겨울이 없는 아열대 기후에서 끊임없이 번식하는 해충들이 가장 좋아하는 과일 중 하나이다. 그 때문에 파인애플 농장에서는 대량의 살충제를 포함한 다른 여러 가지 농약을 비닐로 완전히 포장된 땅의 밑 부분으로부터 관을 통해 직접 과일의 육질로 주입을 하고, 결국 해충도 가까이 가지 못하는 완전한 모습의 파인애플로 급성장하게 만든다.

특별히 힘든 손작업을 필요로 하는 파인애플 농장들이 지금은 인건비가 싼 중부와 남부 아메리카의 나라들로 옮겨가고 있지만, 꽤나 많은 농장이 아직도 이곳에 남아 있다. 그곳 또한 우리의 선조들이 파인애플 가시에 찔려 피나는 손으로 하루 종일 땡볕 아래서 농약 냄새를 들이켜며 일을 했던 슬픈 곳이기도 하다. 이 모든 것을 실제로 보고 알고 난 뒤 설탕이나 파인애플을 입에 넣고 싶은 충동이 어느 틈엔가 내 마음속에서 완전히 사라져버리고 말았다.

마우이는 두말할 것 없이 골프 치는 사람들의 천국이다. 그리 크지 않은 섬임에도 국제적으로 최고의 수준을 자랑하는 골프장이 열여섯 개나 있으며 또 다른 골프장 설립이 계획중에 있다. 대개의 골프장은 구불구불한 해안선을 끼고 바다와 맞닿아 있거나 바다가 바라보이는 아름다운 곳에 위치하고 있다. 그리고 비가 거의 오지 않거나 전혀 오지 않는 건조한 지역에 자리를 잡고 있다.

그 덕에 1년 내내 언제든지 골프를 즐길 수 있는 마우이는 호화로운 빌라나 거대한 저택들과 어우러져 멀리 수평선을 내다보면서 꿈과 같이 아름다운 모습으로 펼쳐져 있다. 골프를 치는 사람이라면 누구든지 그리는 세계 최고의 골프장들이 있는 곳이 바로 이곳이다.

이토록 한 치의 의심 없이 천국을 연상케 하는 평화로운 모습의 골프장들이 겉모습과는 달리 으스스한 실체를 은밀히 감추고 있다. 이들이 인간을 포함한 지구 생태계에 커다란 먹구름 존재로 서서히 번져나가고 있다는 것은 웬만한 사람이라면 대강은 알고 있는 사실이다.

우선 골프장으로 가장 각광받는, 추운 날이 없이 늘 맑은 날씨인 건조 기후 지대부터 문제는 시작된다. 젖은 잔디 위에서 찬비를 맞으며 골프를 즐기고 싶은 사람은 없을 것이다. 그것도 큰맘 먹고 멀리 떨어진 섬으로 휴가를 간 경우에는 더욱 그렇다. 그 때문에 비가 오지 않고 항상 햇볕이 내리쬐는 건조 기후대의 지역일수록 날로 골프장이 늘어나고 있으며, 그것은 비단 마우이의 건조 지역뿐만 아니라 미국 서부의 애리조나나 멕시코와 같은 사막 지대에서도 마찬가지다.

특히 마우이 섬은 비가 오지 않는 건조한 사막 날씨에서부터 1년 내내 거의 쉬지 않고 비가 내리는 열대우림, 늘 태양빛이 뜨거운 열대 기후, 그리고 심한 바람이 불며 눈이 내리는 고산 지대 날씨까지, 열일곱 가지 기후대가 한꺼번에 운집해 있는 곳이다.

그중에서도 유독 골프장이 많이 있는 건조 지역을 살펴보면 풀 한 포기 나지 않는 검은 화산암으로 둘러싸이거나 거센 잡초들만 겨우 자라는 황량한 지역이 대부분이다. 그렇게 물 한 방울 나오지 않는 땅에다가 비가 많이 오는 우기 지역의 먼 골짜기로부터 물을 끌어들여 개발을 해놓았다. 항상 구름 한 점 없는 파란 하늘에 늘씬한 코코넛야자 나무가 바람에 흔들리고, 불타오르는 듯한 강렬한 색깔의 부겐빌레아 꽃들은 새파란 바다를 배경으로 피어오르며, 그야말로 카펫을 깔아놓은 듯한 초록색 잔디는 등성이를 타고 흘러내려 바다 속으로 사라진다.

이쯤에서 조금이라도 생각이 있는 사람이라면 아름다움에 반해 환호를 지르기 이전에 어딘가 자연스럽지 않은 그 천국 같은 모습에 고개를 갸우뚱하며 스스로에게 의문을 제기하지 않을 수 없을 것이다.

"도대체 어떻게 이런 곳에서 저토록 아름다운 잔디가 완전하게 자랄 수 있으며 꽃들이 쉬지 않고 만발해 있을까?"

답은 간단하다. 제초제와 농약이다. 그것도 엄청난 양의.

당연히 상식적으로만 생각을 해도 절대로 그곳에서는 그런 잔디가 자랄 수 없고 부겐빌레아가 만발할 수도 없다. 그러나 그렇다고 해서 그곳의 자연 환경이 무조건 황량하게 죽어 있는 것만은 아니다.

자세히 눈여겨 살펴보면 그곳은 그곳에서만 서식할 수 있는 강한 생명

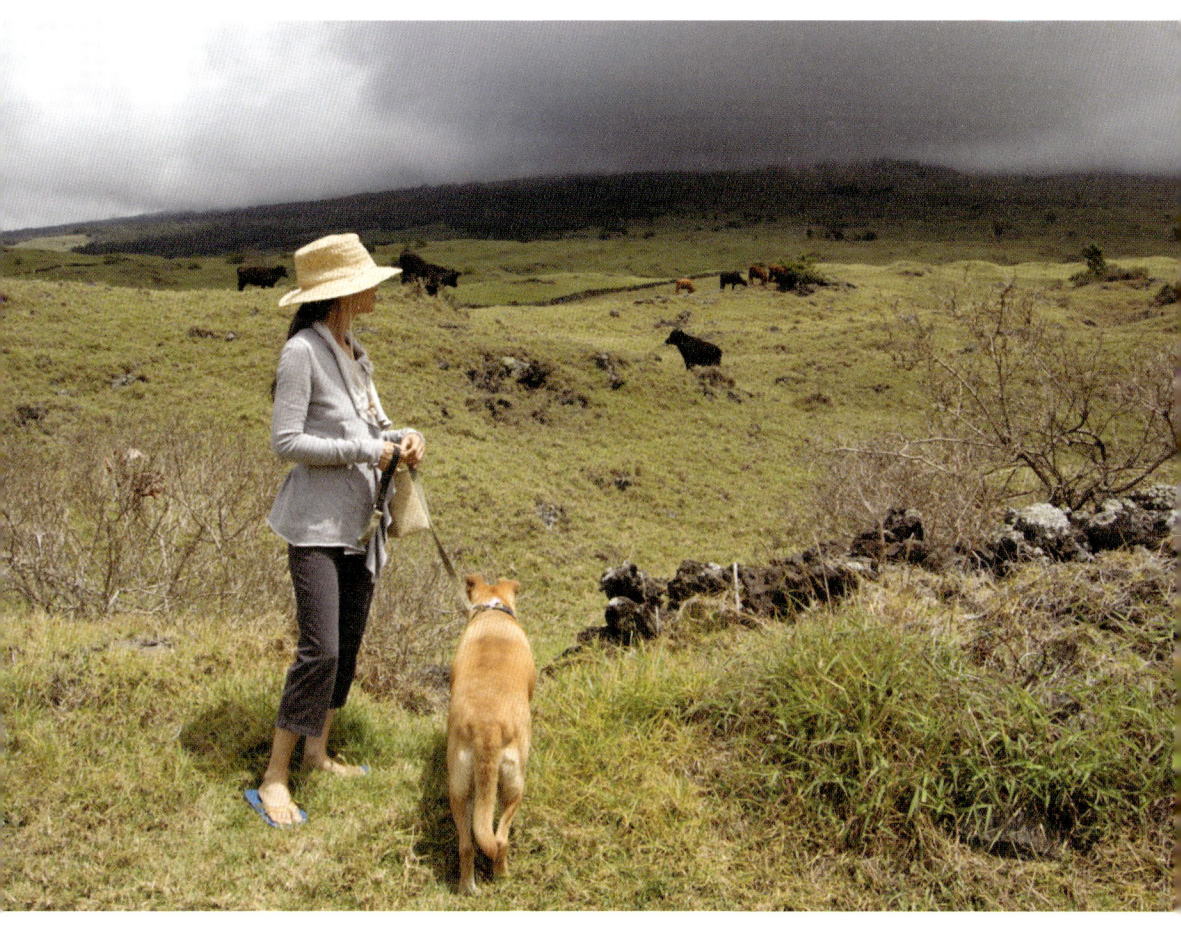

력의 식물이나 동물 그리고 곤충들이 서식하고 있으며 원시적인 아름다움을 가득 지니고 있다. 그러나 그렇게 자연적으로 존재하는 신비한 생태계를 완전히 파괴해 버린 뒤, 상상을 넘어선 양의 제초제와 농약을 정기적으로 퍼부어가며 벌레 한 마리 살아남지 못하는 천국 아닌 천국으로 탈바꿈을 시켜놓은 것이다.

결국 모든 농약과 제초제는 물을 줄때마다 곧바로 씻겨 낮은 곳을 향해 바다로 흘러 내려가고, 그 안에 서식하는 해저 생태계와 바닷물은 눈에 보이지 않는 농약과 중금속으로 날이 갈수록 심하게 오염이 되어가고 있지만, 아무렇지도 않다는 듯이 이런 일은 매일같이 반복되고 있다.

몇 년 전 내가 본 통계에 의하면 암에 걸리는 확률이 제일 높은 직업 중에서 1위가 골프장 잔디 관리인들로 나와 있었다. 그러나 그런 통계와는 아랑곳없이 모두들 조금만 여유가 생기면 골프를 치는 것이 보통이고, 또한 골프장 주변에서 그곳을 바라보며 살기를 원한다. 그리고 그걸 치유라 믿는다. 이러다가는 지구 표면이 온통 골프장으로 뒤덮이지 않을까 하는 생각마저 든다.

우리가 살고 있는 이 지구의 운명이나 자연 생태계의 운명과는 아무런 상관도 없이 누군가에 의해서 그럴 듯하게 만들어진 천국의 허상을 극찬하고 숭배하며 착각의 환영 속에서 행복하다고 몸부림치는 인간의 모습이 안타깝기만 할 뿐이다. 가증스럽게 포장이 되어 있는 생활 환경에 현혹이 되어 진정 아름다운 자연의 진실을 잊어가는 오늘날의 우리 인류는, 우주라는 거대한 해양 속의 소중한 생명체인 이 지구 위에서 암세포와 같은 존재로 퍼져나가며 모체인 지구를 병들게 하고 있다.

게다가 공존하는 모든 생명체는 물론 우리 자신의 앞날 또한 공공연하게 위협하고 있는 실정이다. 정도에 지나치게 넘쳐흐르는 자신감과 자만에 빠져 소경이 되어버린 우리 인간들은 퍼덕거리며 울어대는 자연의 절규를 듣지도 보지도 못하게 되었고, 오직 자신들이 이루어놓은 파란 잔디에 심취되어 환각의 춤을 추면서 비틀거리고 있는 것이다.

얼마 전 하와이 매케나의 앞바다에 서식하는 거대한 바다거북이들이 바이러스에 의한 혹으로 목과 다리 부분이 뒤덮이며 점차 변형되어 죽어가고 있다는 이야기를 들었다. 주변의 골프장에서 씻겨 내려온 농약으로 바닷물이 오염되었기 때문이라는 연구 결과도 발표되었다. 최근 이곳 일간지에서는 1면 기사로 하와이 주에 살고 있는 주민의 70퍼센트 이상이 중금속에 오염되어 있다는 사실을 보도한 적도 있다.

그 이유 또한 당연하고 간단하다. 바로 물과 생선이다. 땅에 뿌려진 농약이나 제초제, 살충제와 성장 호르몬이 땅속으로 스며들면서 어느 틈엔가 수원지로, 바다로 흘러 내려가는 것은 너무나도 당연한 일이다. 그 수원지에서 처리되어 공급되는 상수도나 오염된 바닷물에서 자란 생선이 오염되어 있는 것 또한 의심할 여지없이 당연하다. 단지 그 과정이 눈에 보이지 않는 것뿐이고 또 보려고 하지 않을 뿐이다.

손으로 눈을 가린다고 해서 모든 것이 없어지는 것은 아니다. 단지 잠시 동안 보이지 않을 뿐이다. 눈에 보이지 않는다고 해서 현실이 사라져버리는 것은 물론 아니다. 현실은 현실로 살아남아 달콤하게 포장되어 있고 그 포장지 안에서 썩어가고 있지만, 정작 화려한 모습의 그 포장지를 벗기고 싶어 하는 사람은 드물다.

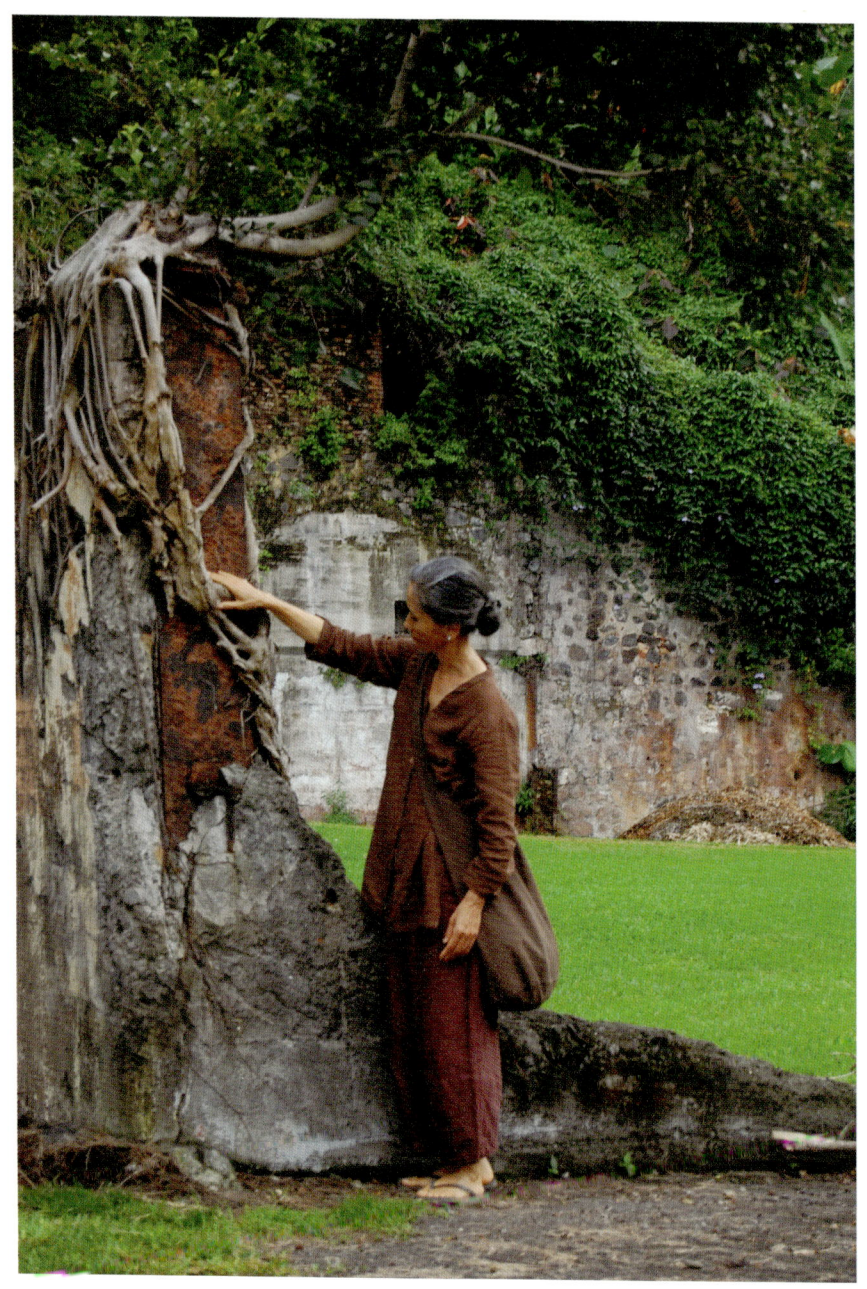

처음부터 지구상에서 천국의 가능성을 믿지 않았던 사람들에 의해 가상 천국이 창조되었고, 자연에 속해 있는 인간의 참모습을 받아들일 수 없었던 사람들에 의해 인간에게 속해 있는 듯한 길들여진 자연의 모습이 재창조된 것이다.

천국으로 보이도록 가공된 그 환경의 현실은 진정으로 우리가 자연과 하나가 되어 조화를 이루는 것을 방해한다. 그리고 이 지구상에 존재할 수 있는 천국의 실체에서 우리를 추방하며 신과 인간의 사이를 갈라놓는 결과를 초래한다.

많은 사람들이 이제 천국은 이 땅 위가 아닌 먼 하늘나라 어느 곳에만 존재하고 우리는 우리 자신을 구원하지 못할 뿐만 아니라 결국 파멸로 이끌어갈 것이라 믿으며, 그 먼 곳에 있는 누군가가 기적적으로 우리를 구원해 주기만을 바라고 있는 실정이다. 다가올 지구의 재앙을 예언하고 선택받은 자만이 구원을 받으리라고 믿는 사람들도 날로 늘어가고 있다.

우리는 우리의 선택이 이 모든 것을 바꿀 수 있다는 가능성을 믿으려 하기보다는 누군가가 우리를 구해주리라 막연한 꿈을 꾸고 있지만, 이곳에서 우리를 구하고 모든 것을 가능케 할 수 있는 것은 나 자신이라는 것을 알아차려야 한다. 나 하나가 알아차리는 것이 주변의 변화를 초래하며, 나 하나가 빛을 발하면 어두운 주위가 같이 밝아진다는 것을 기억해야 한다. 모든 일의 변화는 나 자신 하나로부터 시작되며 그건 지금 내가 무엇을 먹느냐 하는 아주 작은 선택에서부터 비롯된다.

지구는 살아남을 것이다. 지금보다 더 험난한 환경 변화나 소행성과의 충돌에서도 살아남았다. 또 다른 환경이 되더라도 그녀는 여신으로서의 우아함을 잃지 않으며 그냥 그렇게 스스로 살아남을 것이다. 그러나 우리는 다르다. 이 지구상에 살고 있는 모든 생명체들에게도 이는 다르다. 나는 여기서 지구의 생존을 염려하려 하는 것이 아니라 우리의 이야기를 하고 있는 것이다. 게코 도마뱀, 방울뱀의 이야기이고 돌고래의 이야기이며 풀벌레들의 이야기이기도 하다. 진달래꽃의 이야기이며 우리 아이들의 이야기인 것이다.

나와 지구의 운명을 바꿀 작은 선택
의식의 깨어남, 그리고 충만함을 누릴 줄 아는 마음

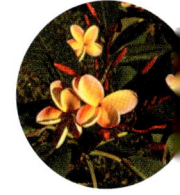

우리가 태어나서 살다가 다시 돌아가야 할 우리 몸의 본체인 지구의 운명이 이제는 인간의 끝없는 욕망과 두려움으로 인해 깊게 병들어 있다. 자칫하면 단번에 파괴될 수도 있는 엄청난 상황까지 이르렀지만, 아직도 두 눈을 바로 뜨지 못하는 인간의 무지가 안타깝기 이를 데 없다. 차라리 욕망을 추구하다가 자만에 빠져 헤맬지언정 진실 앞에서 겸손하게 마음을 비우고 삶을 비우는 일은 선택하지 못하고 있는 것이다.

미국으로 이주한 뒤 나는 서양화 전공으로 대학을 졸업하기까지 6년이란 기간이 걸렸다. 남들보다 나이가 더 들어 대학을 다닌 덕분에 나는 1970년대에 대학을 졸업한 내 나이 또래 친구들에 비해 현대식 교육을 받았다고 할 수 있다. 그중 한 예가 예전에는 그리 중요하게 여기지 않았을 '환경 과학Environmental Science'이란 과목이다. 전공 과목과는 상관없이 일주일에 두 번씩 강의를 들어 3학점을 반드시 따내야 하는 필수 과목이었다.

환경 과학 강의는 순진하기만 하던 우리 모두의 의식을 뒤흔들어놓았고, 믿을 수 없는 충격적인 사실들은 내 자신이 이토록 무지하고 파괴적인 동물의 일원이라는 것에 대해 처음으로 부끄러움을 느끼게 만들어주었다. 강의가 끝나고 강의실을 나오는 학생들은 심한 충격을 받고 멍한 우울증 환자의 모습을 하고 있기도 했고, 때로는 받아들이기 어려운 사실에 대한 걷잡을 수 없는 분노로 분개하기도 했다.

환경 과학이라는 필수 과목을 통해 있는 사실 그대로를 어린 학생들에게 교육하는 것에는 다음 세대를 이끌어나갈 젊은 인재들을 깨우쳐 이미 파괴된 자연과 지구 생태계를 바로잡아 보려는 절실한 의도가 담겨 있었다.

화학품의 남용으로 인해 급속도로 병들어 가는 땅과 물, 시멘트로 뒤덮여 숨 쉴 수 없게 되어버린 지구의 표면, 그리고 사정없이 개발되어 강간당한 여인처럼 속살을 드러내며 힘없이 파헤쳐진 산과 들, 지하수의 남용으로 일어나는 바닷물의 침범, 일산화탄소의 문제점과 지구의 온난화, 동물의 밀렵과 멸종이 미치는 영향, 열대우림의 축소와 그에 따르는 공기의 불균형, 핵무기 개발에 따르는 심각한 문제와 그 파괴력 등등 그 목록은 끝없이 계속된다.

우리처럼 자그마한 지구 표면의 동물이 어떻게 이렇게 파괴적일 수 있는지 감히 상상이 가지 않을 정도이다. 물론 "나는 그 파괴적인 행동에 직접적으로 참여한 일이 없다"고 생각할 수도 있겠지만, 직접적이든 간접적이든 나의 종족이 저지르는 일 가운데 내가 속해 있으며, 이것은 단지 한정된 사람들만의 잘못이 아니라 우리 모두가 총체적으로 함께 저지르고 있는 일임을 인정하지 않을 수 없다.

또한 그 결과로 다가올 재앙을 우리 모두 함께 당할 것이며, 이 시점에서 우리는 한 사람 한 사람이 책임감 있는 행동으로 우리 자신의 사고를 일깨우고 생활 조건을 바꾸지 않으면 안 되는 다급한 상황에까지 와 있는 것이다.

학기가 끝날 무렵 환경 과학 강의를 맡았던 헤겐 버클 교수는 그 마지막 시간을 자유로운 토론과 질문의 시간으로 열어 그동안 배운 것에 대한 우리의 느낌을 발표할 수 있도록 특별한 자리를 마련해 주었다. 학생들은 각자 자신들이 무언가를 하지 않으면 안 될 것만 같다는 의지를 토로했고, 개개인이 가지고 있는 지능과 재능을 이용하여 자연 환경의 치유를 위한 일에 최선을 다하겠다는 뜨거운 열정들을 표현했다.

열기를 더하면서 무르익던 토론이 거의 끝날 무렵 나는 지구와 인류의 운명에 대한 교수님의 진정한 의견을 듣고 싶다는 마음이 생겼다. 손을 들어 나의 차례를 구한 뒤 교수님에게 질문을 던졌다.

"교수님, 한 학기 동안의 환경 과학 강의는 저에게 충격적이었고, 그로 인해 저는 어둡고 침울한 기분에 사로잡혀 있습니다. 교수님, 당신은 현직에 있는 과학자이고 오랫동안 그 계통에서 일하며 연구하고 가르쳐온 전문가입니다. 당신의 위치에서 당신이 알고 있는 개인적인 답을 듣고 싶습니다. 이 시점에서 우리 인류에게 기회가 있다고 생각하십니까?"

잠시 나를 바라보며 내 질문의 참뜻을 새기던 교수님은 무슨 말인가를 하려는 듯한 표정을 보이더니 이내 고개를 떨어뜨리고는 말없이 무언가 생각에 잠기는 듯했다. 강의실은 찬물을 끼얹은 듯 조용해졌고 모두들 교수님의 거동만 주시하고 있었다. 마침내 큰 숨을 들이쉬며 고개를 든 교수님이 조심스레

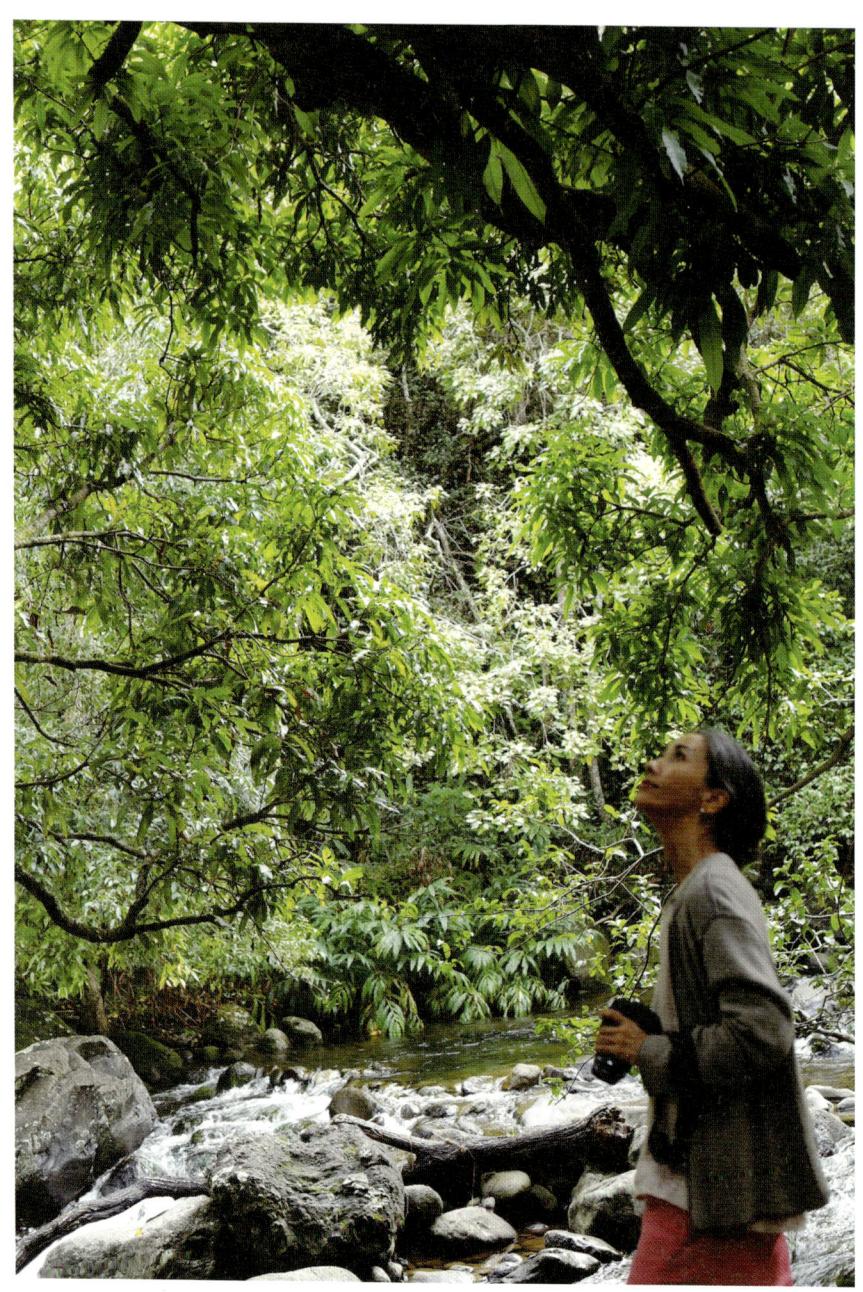

말문을 열었다.

"나는 그렇다고 믿고 싶습니다. 지금 우리가 가지고 있는 것은 그 믿음과 희망뿐입니다."(I like to believe so. Hope is the only thing we have.)

그리고 교수님은 다시 말을 이었다.

"그 희망 하나만으로도 우리 인류가 변화할 수 있으리라 나는 믿고 싶습니다. 우리 인간은 이미 지구와 우리 인류를 한꺼번에 멸망시킬 수 있는 힘 이상을 가지고 있습니다. 그리고 이제는 우리조차 감당할 수 없는 그 소용돌이치는 힘과 함께 너무 멀리 와버리고 말았습니다. 이 시점에서 우리가 갖고 있는 것은 단지 그 희망뿐입니다. 우리 모두가 그 희망마저 잃는다면 우리에게는 정녕 기회가 없을 것입니다."

신중한 얼굴로 자신의 의견을 설명하던 교수님의 얼굴에 무거운 분위기가 감돌고 있었다.

상태가 예상보다 심각하다는 것을 짐작은 하고 있었지만, 희망 하나에 매달리고 있는 교수님의 태도를 보는 순간 나는 막연하게 가슴이 무너져 내리는 듯한 실망감에 빠져들고 말았다.

최근 한 강연에서 기자가 제인 구달Jane Goodall에게 이렇게 질문했다. "박사님, 우리는 이제 돌이킬 수 없이 너무 깊이 들어와 버렸습니다. 아무리 애를 써보아도 우리가 할 수 있다는 희망이 보이는 것 같질 않습니다." 구달이 답변했다. "지금 우리는 그 희망마저 버릴 만한 조금의 여유도 없습니다."

결국 우리 인간은 단지 100여 년이라는 짧은 기간 동안에 감당할 수 없는 엄청난 일을 저질러놓았고, 지금 이 순간에도 그 속도는 늦추어질 줄 모르고 오히려 더욱 빠르게 진행이 되어가는 실정인 것이다. 그 이유로는 물론 세계 인구의 급팽창이 가장 큰 것 중 하나이다. 우리 인간이 지구상에서 가장 성공적인 종족의 하나로 발전하면서 그에 따른 생태계의 불균형이 초래되었고, 그것이 무엇보다도 커다란 문제로 부각되고 있는 것이 사실이다. 그러나 그것보다도 중요한 것은 바로 채워질 줄 모르는 인간의 탐욕이다.

욕망이라는 것은 어느 한계에서 만족하면서 마음의 행복을 유지시키는 성질을 가진 것이 아니라, 가지면 가질수록 오히려 불안감을 유발하고 더욱 많이 갖지 않으면 안 된다는 초조함으로 우리를 떨게 하는 성질을 가지고 있다. 그 때문에 우리는 멈출 줄 모르는 그 욕망을 채우기 위해 정신없이 바쁘게 뛰어다니면서 환각의 춤을 추고 있으며, 이미 가진 것들을 잃을까 염려하느라 우리가 하는 일들의 이유조차도 잊고 있다. 그뿐 아니라 거대한 자연의 섭리나 법칙에는 한 치도 깨어 있지 못하고 쉽게 그 진리를 놓쳐버리게 되는 것이다.

욕구의 혼돈 속에서 옳고 그름을 더 이상 분별하지 못하는 마음은 더 깊은 문제들을 만들어내면서 우리를 그 안으로 점점 깊이 빠뜨리고 있지만, 지금이라도 불타는 탐욕을 잠시 식히고 이미 주어진 작은 것들에 감사하며 만족하는 소박한 자세로 돌아가지 않으면 안 된다.

요가난다(서양에 요가 철학과 명상 수행법을 널리 알린 인도의 영적 지도자)는 《요기의 자서전》이란 책에서 이렇게 말한다. "신에게 기도드릴 때에 감사하다는 것밖에는 아무런 말이 필요하지 않다."

채워지지 않는 욕망으로 허한 가슴이 신에게 늘 무언가를 구하는 기도를 하려 할 때마다, 그저 고마운 마음으로 살아있음의 충만함을 노래하고, 순간

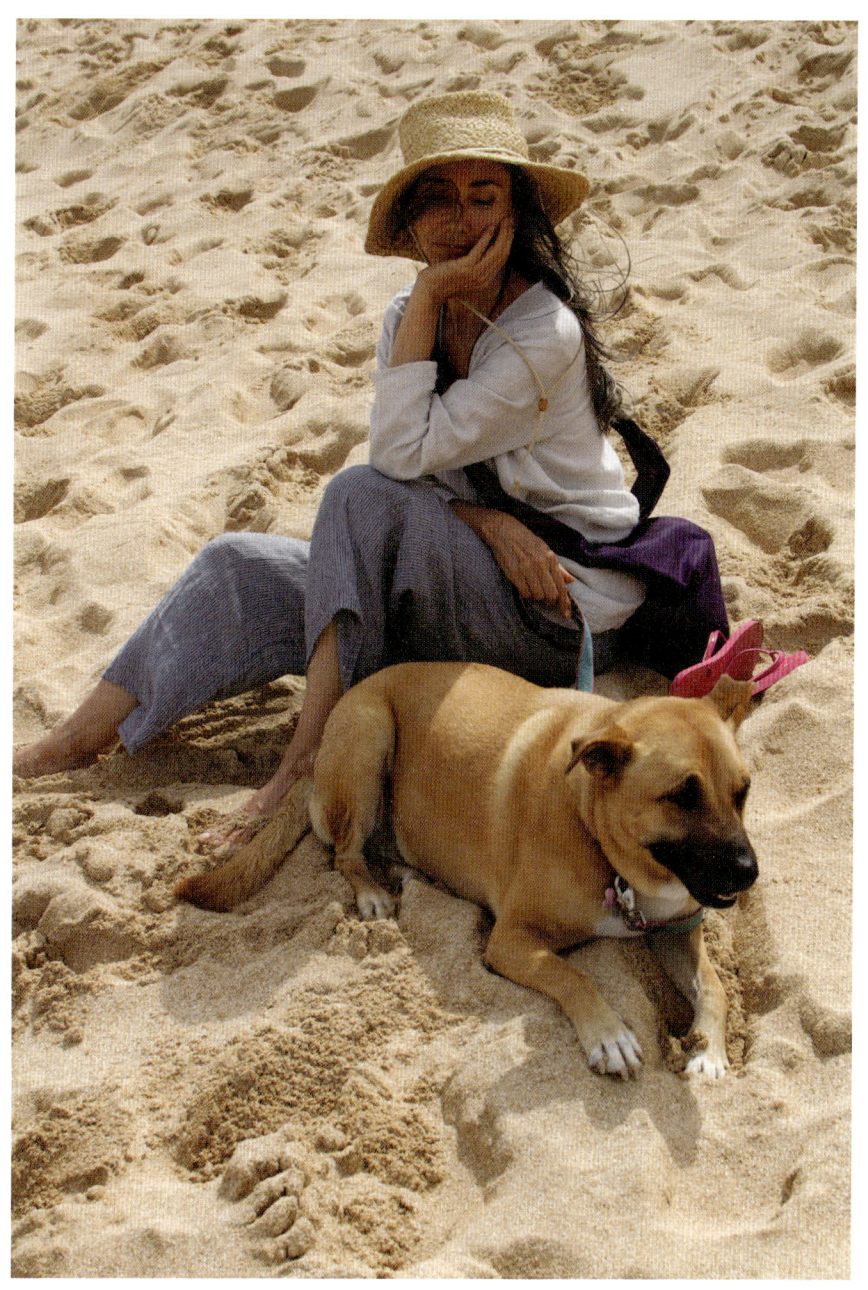

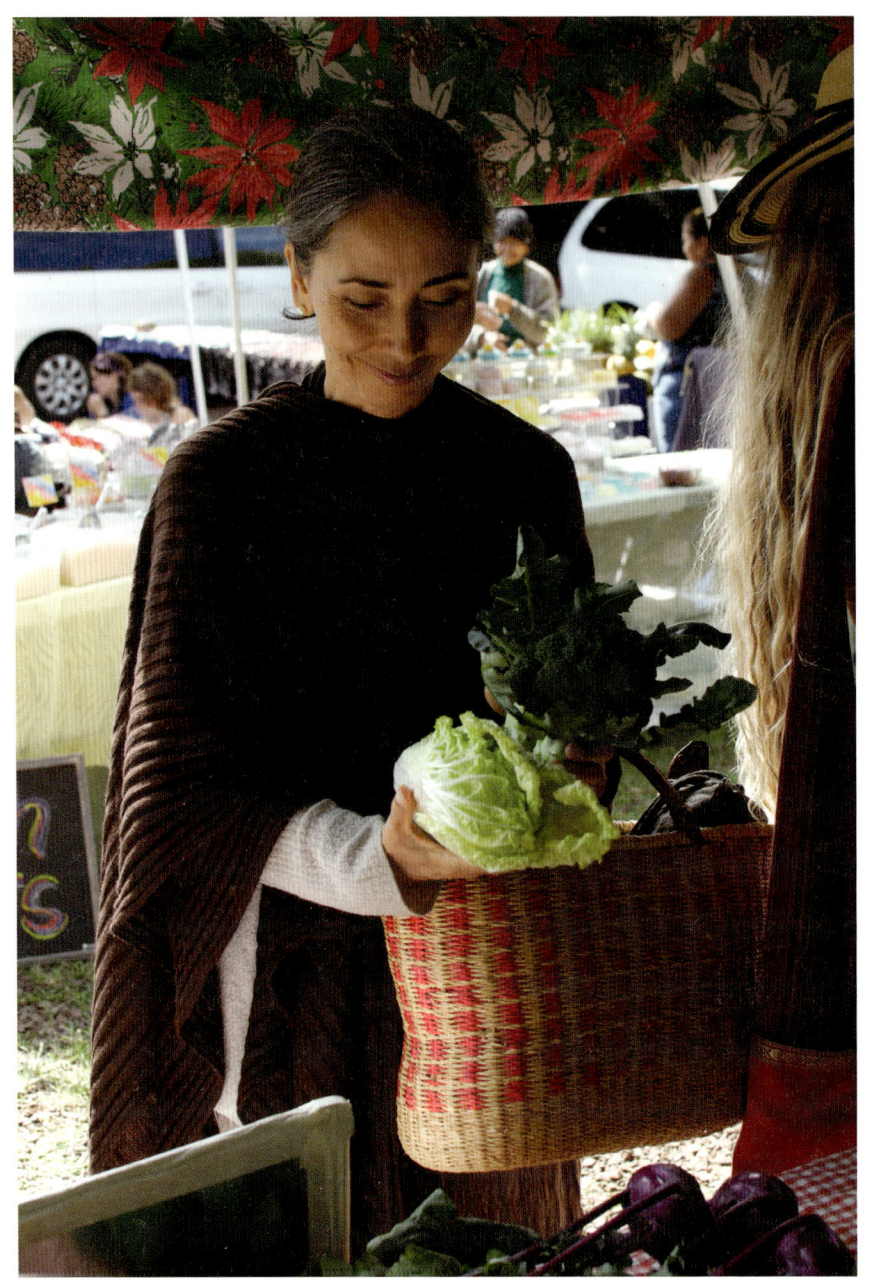

을 지키며 깨어 있는 것으로 환희의 기도를 드려야 할 것이다.

지구와 인류의 운명이 미리 정해져 있는 것이 아니라 우리 자신의 순간적인 작은 선택들이 그 운명을 바꾸어놓으리라 나는 믿고 있다. 그러기 위해서는 우선 작은 것들로 충만함을 누릴 줄 아는 마음을 정성들여 길러야 할 것이며 깨어 있는 '의식'이 이끄는 삶을 선택해야 할 것이다.

그리고, 지금이 바로 그때이다.

깨어나지 않으면 안 되는, 깨어날 수밖에 없는, 바로 그때가, 지금이다.

내리쬐는 햇볕에 온몸을 맡기고 불어오는 바람결에 실려 오는 꽃내음을 맡으며 살며시 눈을 감은 채 천국의 실존을 음미해 본다. 늘 무언가를 구입해서 빈 마음을 채우던 상습적인 버릇은 쏟아지는 빗줄기에 내어맡기고, 그렇게 씻긴 마음이 빗물로 채워져 넘쳐흐르는 충만함을 한껏 느껴본다. 맑은 마음으로 순수하게 깨어 있는 자아는 자연의 현상 세계를 향한 조용한 목격자일 뿐이요, 투명해진 영혼은 순간 속에 존재하는 아름다움의 환희를 노래하는 한 마리 작은 새가 될 것이다.

에필로그
다시 돌아오다, 내가 찾은 의식과 함께

　　세상의 때와 먼지가 조금도 묻지 않고 하얗게 깨끗했다. 만으로 스물한 살이 되던 해, 나는 하루아침에 가장 사랑하던 나의 모든 것을 잃었다. 그건 내가 상상조차도 할 수 없던 충격적인 일이었고, 하늘과 땅을 뒤엎는 초자연적인 체험이었다. 나의 원초적인 내면에 일어난 그 사건은 어마어마한 고통을 동반했다. 정신적인 고통은 말할 것도 없고, 가슴이 찢어져 나가는 신체적인 아픔과 머리가 터져서 부서지는 듯한 참혹한 고통이 나의 실체를 뒤흔들고 있었다.

　　아름답고 달콤했던 삶이 갑자기 피비린내 나는 고통으로 변한 이유를 물론 나는 알지 못했다. 가슴이 찢어지는 아픔은 실체였고, 머리가 터지는 고통 또한 실제 내가 느끼는 현상이었다. 숨을 쉴 수가 없어 죽을 것만 같았던 것도 상상이 아닌 실재였다. 그러나 어느 누구도 이런 고통에 대해서 내게 이야기한 적은 없었다. 물론 학교에서도, 스승들에게서도 배운 적이 없는 것이었다.

　　내가 순수하게 느꼈던 그 사랑은 태초부터 의례히 나의 삶 속에 존재하였으리라 믿고 있던 아주 자연스러운 것이었다. 그리고 영원히 지속되어야 할 너무나 당연한 것이었다. 원초적 애착심이라 하는 것이 옳을지도 모른다. 어디서부터 온 것이었을까, 그 애착심의 끈끈함은 상냥했다.

어느 틈엔가 꿀통에 빠져버린 파리처럼 그곳에서 혼자 빠져나갈 방법은 없었다. 우리는 그걸 사랑이라 부른다. 나는 상황도 모르는 채 본능적으로 그 꿀통에 떨어졌고, 헤어날 수 없이 완전히 빠져버리고 말았다. 나의 세계는 달콤한 꿀맛뿐이었다. 꿀 항아리 속은 넓고 포근했다. 내가 일생을 먹고도 남을 만한 어마어마한 양의 꿀이 그곳에 있었다. 나는 그 꿀 항아리 속에서 뒹굴며 점점 더 그 꿀 속으로 빨려 들어가고 있었다.

그런데 어느 날 내 뜻과는 전혀 상관없이 그 사랑의 존재가 단숨에 사라져버렸다. 그러고는 살을 찢는 듯한 혹독한 고통이 그 자리에 나타난 것이다. 어떤 방법으로도 설명되지 않는 터무니없는 일이, 그것도 한순간에 느닷없이 일어난 것이다. 도저히 어떤 일이 일어난 것인지 나의 생각으로는 알아차릴 수 없었다. 다만 나의 신체적 고통만이 무언가가 크게 잘못되었다는 것을 어렴풋이나마 제시해 주고 있었다.

그럼에도 불구하고 기이한 것은 내가 살고 있는 일상과 주변 환경에는 아무것도 변한 것이 없다는 사실이었다. 내 자체의 존재성 또한 달라진 것이라곤 없었다. 모든 것은 전날 내가 보았던 그대로였고, 나 또한 조금 전에 비해 달라진 것은 없었다. 여느 때와 마찬가지로 나는 가늘게 숨 쉬며 현재를 내다보고 있었다. 날카로운 봄바람 또한 언제나와 마찬가지로 날을 세운 채 가슴팍으로 파고들어 왔고, 주위에 있는 사람들의 표정이나 행동도 변함없는 그대로였다.

단지 하나 변한 것이 있다면 완벽한 모습으로 내 앞에 존재하고 영원한 사랑을 내게 표현하던 그가 한순간에 어디론가 사라져버린 것이다. 그리고 그 밖의 모든 것은 언제나 그랬던 것처럼 예사롭게 유유히 흘러가고 있었다.

정말, 무슨 일이 일어난 것일까?

죽음이라는 생소한 개념이 처음으로 내게 소개된 것이다. 삶의 환상 안에 처음으로 나타난 죽음의 실상이었다. 그 죽음이라는 생소한 개념은 순식간에 나에게 일어난 모든 상태를 한마디로 설명하려 하고 있었다. 그러나 그건 나에게 터무니없이 역부족이었다. 죽음이라는 말은 말 자체의 뜻 이외에는 내게 아무런 의미가 없는 것이었다. 말은 말일 뿐 그 말을 이해할 수 있는 어떤 체험의 기억도 나의 몸 안에는 존재하고 있지 않았다. 그 죽음이라는 개념은 나를 이해시키기보다는 오히려 소용돌이치는 깊은 혼돈의 세계로 어지럽게 나를 몰아가고 있었다.

그때까지 나에게 삶이란 절대적인 실상實像이었다. 사랑이란 당연히 존재하는 그리고 변치 않는 또 하나의 확고한 실상이었고, 그 사랑의 상대였던 그는 완벽한 모습으로 내 앞에 존재하던, 내가 알고 있던 모든 실상의 전부였다. 나의 모든 감각 기관은 그런 나의 꿈같은 사랑의 실상이 의심할 여지없는 사실이라는 것을 시시때때 증명해 주고 있었다.

코끝으로 스며들어 오는 그의 향내는 영원으로 통하는 비밀의 정원이었다. 쉰 듯하면서도 부드러운 그의 목소리는 천상의 바람소리와 같이 편안함으로 내 마음을 진동했고, 그의 달콤한 입술의 맛은 환상적인 격동을 내게 선사했다. 내 눈앞에 존재하는 그의 모습은 내가 보아왔던 어느 것보다도 완벽하게 나를 매료시켰다. 살갗에 손끝이 닿을 때마다 온몸은 저려왔고 스스럼없이 순간 속으로 무너져 들어갔다. 이건 무엇보다도 확실한 실상이었다. 그것은 삶 자체의 모습이었으며, 삶이 절대적인 실상이라는 걸 증명해 주기에 너무나도 충분한 것들이었다.

　　병원에서 그의 죽음을 확인한 직후 나는 정신없이 거리로 나갔다. 갑자기 밀어닥친 내면의 고통과 그런 가운데서도 전혀 변함없이 유유히 흐르는 외부의 상황 사이에서 나의 자아는 힘을 잃으면서 점점 투명해지고 있었다.

　　시간과 공간은 서서히 분리되고 있었고, 서로 엇갈리면서 나의 의식 세계를 넘나들고 있었다. 시간의 흐름이 일관적이지 않았다. 공간의 개념 또한 내가 알고 있던 실상과는 전혀 다른 모습으로 존재하면서 그 형체를 잃은 채 또한 투명해져 있었다. 거리를 꽉 메운 자동차들의 물결이 적막 속에서 아주 서서히 그 공간 안을 흐르고, 소음이 사라진 거리에는 먼 곳에서 들려오는 기적과 같은 울림만이 바람처럼 스쳐가고 있었다.

　　시간은 내가 보고 있는 그 공간 속에 함께 흐르고 있지 않았다. 공간 또한 시간과는 전혀 관계없이 홀로 존재하고 있었으며, 그것은 내가 지금까지 보아왔던 어느 것과도 비슷하지 않았다. 내가 지금까지 보아왔고 알고 있던 모든 것의 실상은 이미 사실이 아니었다. 오직 그것이 조금이라도 사실이었다는 것을 증명해 주는 한 가닥의 기억은 죽을 것같이 찢어지게 아픈 나의 가슴과 터질 것 같은 머리통뿐이었다. 온전한 성인이 되어 삶을 홀로 책임지게 된 만 스물한 살이 되면서 나는 이 세상에서 가장 사랑하던 사람을 잃었고, 그 대가로 알 수 없이 기이한 이 의식 세계를 선물로 받았다.

　　연을 맺은 지 겨우 일 년 만에 나를 두고 애처롭게 떠나가야 했던 그의 존재로 인해 이제 나는 세상 모든 것에 대한 근본적인 의문을 품지 않을 수 없었다. 나에게서 떠나간 것은 무엇이며, 내 앞에 펼쳐져 있는 이 세상의 모습은 또 무엇인가? 달콤한 삶의 환영 속에서 느닷없이 나타난 죽음이란 것의 실상, 그리고 이 고통의 실체는 무엇인가? 나의 존재는 실체인가? 아니면 나는 누구인가?

아무 일 없었다는 듯이 나는 멍한 상태로 집으로 돌아갔다. 텅 빈 방 안으로 들어섰다. 그와 함께 집을 나섰던 때의 모습 그대로였다. 여기에도 변한 것은 아무것도 없었다. 벽에 그의 옷가지들이 그대로 걸려 있었다. 그가 그동안 정성 들여 만들고 있던 거대한 미완성 흑백 콜라주(그는 당시 내가 출연한 영화의 스틸 컷 중 내 사진들만 모아서 콜라주를 만들고 있었다)도 오른쪽 끝부분만 조금 남겨놓은 채 그대로 벽에 기대어 서 있었다. 시간만 나면 어두컴컴한 방에 혼자 앉아 가위로 내 모습을 잘라 한 장 한 장 오려붙이던 그의 자리에는 아직도 쓰다 남은 흑백 사진들이 수북이 쌓여 있었다. 온갖 표정의 내 모습들이 그가 잘라서 엮은 대로 이리저리 빈틈없이 엮어진 채 벽에 기대어 서 있었다.

그가 즐겨 입던 검정색 면 셔츠를 내려 그곳에 나의 얼굴을 묻어보았다. 그의 몸 내음이 짙게 배어나왔다. 포근했다. 그와 함께 있는 것과 다르지 않았다. 나는 흑백 콜라주 앞에 흩어져 있는 사진들 사이로 쪼그리고 드러누웠다. 그가 곧 돌아올 것만 같았다. 희끄무레한 방문 쪽을 뚫어져라 바라다보며 그의 셔츠에 코를 묻고 움켜쥔 채 나는 아무 일도 없었던 것처럼 그곳에 누워 그를 기다렸다. 그리고 또 기다렸다.

물론 그는 돌아오지 않았다. 그리고 그 후에도…… 아주 먼 후에도…… 다시는 내 곁으로 그는 돌아오지 않았다.

나는 내가 굳게 믿고 있던 이 삶의 현실이 환영일 수 있다는 느낌을 처음으로 감지했고, 삶과 고통 그리고 사랑과 죽음의 실체를 찾아 그의 향내를 뒤로

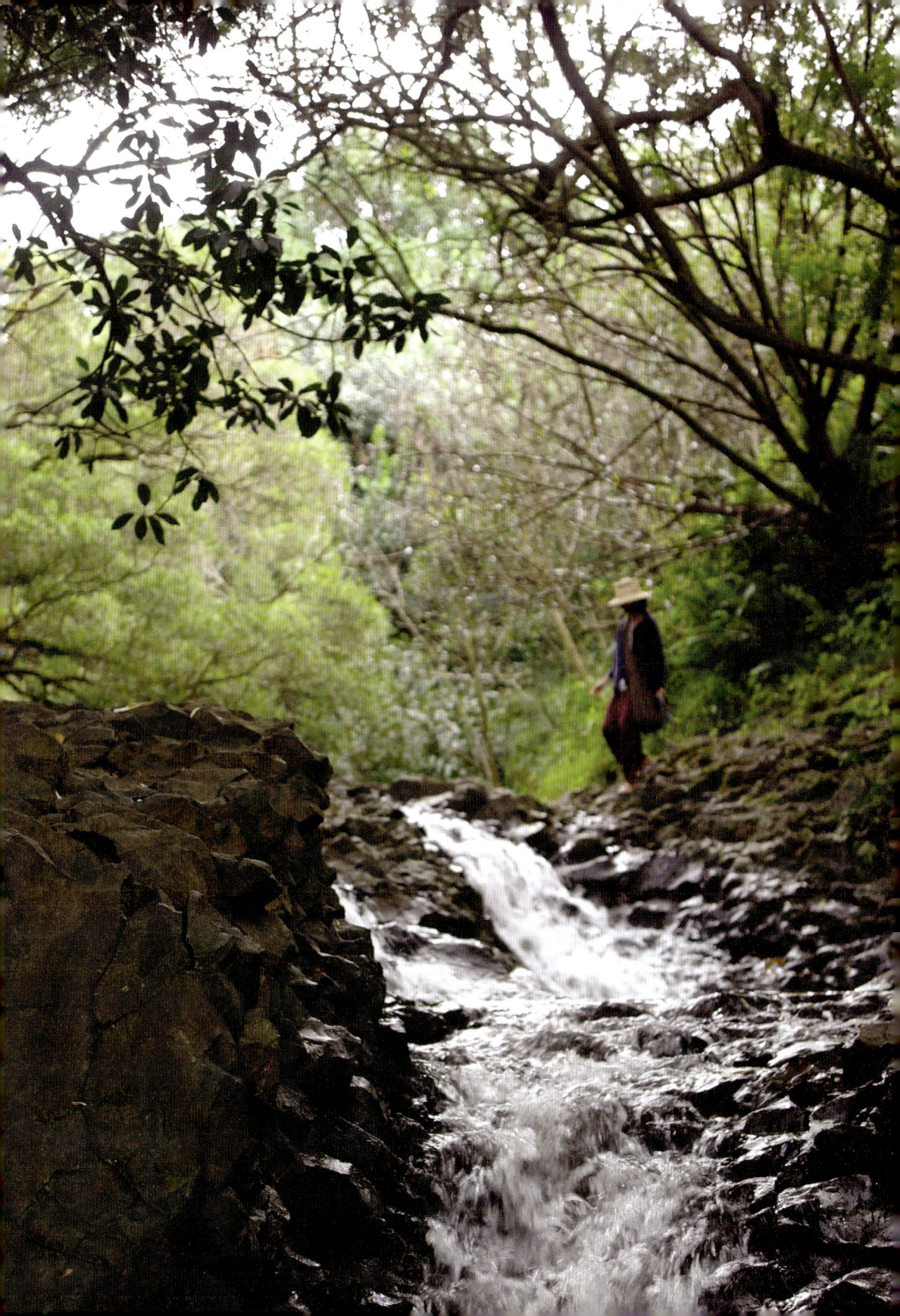

한 채 아주 먼 길을 떠났다.

바다를 건너고 높은 산을 넘었다. 홀로…… 광야를 횡단하고 사막을 가로지르며 캐년의 계곡을 오르내리기도 했다. 아는 이 하나 없는 곳에 늘 홀로 서 있었으며, 말이 통하지도 않는 사람들이 사는 곳에서도 홀로 그들의 눈동자를 들여다보며 답을 구했다. 닥치는 대로 읽고 배웠다. 누군가는 알고 있을 듯해서였다. 내가 알아야 하는 그것이 어딘가는 있을 것 같았다. 예술을 공부했고, 중세기 성당들을 찾아다녔고, 인디언들의 지하 예배당 키바kiva에 누워 밤을 지새우기도 했다. 외진 산봉우리 끝에서 바람의 굉음과 함께 잠들고, 시커먼 먹구름으로 하늘과 땅이 맞닿은 광야에 수없이 이어지는 선명한 무지개들을 가로지르며 질주했다. 평화로운 고원의 황금빛 석양 속에서 사슴들과 함께 뛰어올랐고 거목들의 밀림 속에서 날개 단 요정이 되어보기도 했다.

마침내 방향을 돌려 내면을 향한 또 다른 여행을 시작하게 되었을 때까지 나의 신비로운 여정은 어딘가를 향해 이어졌다. 차츰 내면의 체험을 통해 그동안 내가 찾고 있던 삶의 실상이 그 모습을 드러내기 시작했고 마침내 자아 뒤에서 유유히 지켜보는 실체와 하나가 되었다.

그리고 아주 먼 훗날, 내가 떠났던 그 땅으로 다시 돌아왔다. 나의 머리는 백발이 되었고 얼굴에는 주름살이 새겨졌지만, 그가 사랑하던 도시, 그가 잠들어 있는 이 땅에 나는, 내가 찾은 의식과 함께 돌아왔다.

그의 향내가 아직도 깊게 배어 있다, 이곳은……

2015년 여름, 서울에서, 문숙

샨티의 뿌리회원이 되어
'몸과 마음과 영혼의 평화를 위한 책'을 만들고 나누는 데
함께해 주신 분들께 깊이 감사드립니다.

개인

이슬, 이원태, 최은숙, 노을이, 김인식, 은비, 여랑, 윤석희, 하성주, 김명중, 산나무, 일부, 박은미, 정진용, 최미희, 최종규, 박태웅, 송숙희, 황안나, 최경실, 유재원, 홍윤경, 서화범, 이주영, 오수익, 문경보, 여희숙, 조성환, 김영란, 풀꽃, 백수영, 황지숙, 박재신, 염진섭, 이현주, 이재길, 이춘복, 장완, 한명숙, 이세훈, 이종기, 현재연, 문소영, 유귀자, 윤홍용, 김종휘, 보리, 문수경, 전장호, 이진, 최애영, 김진회, 백예인, 이강선, 박진규, 이욱현, 최훈동, 이상운, 김진선, 심재한, 안필현, 육성철, 신용우, 곽지희, 전수영, 기숙희, 김명철, 장미경, 정정희, 변승식, 주중식, 이삼기, 홍성관, 이동현, 김혜영, 김진이, 추경희, 해다운, 서곤, 강서진, 이조완, 조영희, 이다겸, 이미경, 김우, 조금자, 김승한, 주승동, 김옥남, 다사, 이영희, 이기주, 오선희, 김아름, 명혜진, 장애리, 신우정, 제갈윤혜, 최정순, 문선희

단체/기업

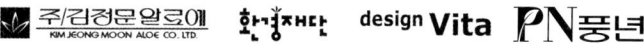
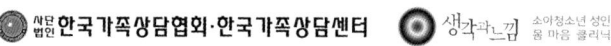
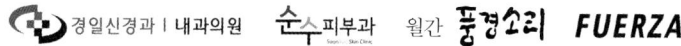

이메일로 이름과 전화번호, 주소를 보내주시면 샨티의 신간과
각종 행사 안내를 이메일로 받아보실 수 있습니다.

이메일 : shantibooks@naver.com
전화 : 02-3143-6360 팩스 : 02-6455-6367